本书出版由中国石油化工股份有限公司金陵分公司横向课题(31700000-19-ZC0607-0013)、国家自然科学基金委员会-青年科学基金项目(No.82204108)及中国疾病预防控制中心职业卫生与中毒控制所职业健康风险评估与国家职业卫生标准制订项目(131031109000160004)等基金支持。

石化行业工作场所健康促进研究与实践

主 编 张巧耘 杜 鑫

东南大学出版社
SOUTHEAST UNIVERSITY PRESS
·南京·

图书在版编目(CIP)数据

石化行业工作场所健康促进研究与实践/张巧耘，杜鑫主编. — 南京：东南大学出版社，2024.10
ISBN 978-7-5766-1099-4

Ⅰ.①石⋯ Ⅱ.①张⋯ ②杜⋯ Ⅲ.①石油化工行业—职业病—防治—研究②石油化工行业—职工—保健—研究 Ⅳ.①R135②R161

中国国家版本馆CIP数据核字(2023)第250551号

责任编辑：郭 吉　责任校对：子雪莲　封面设计：毕 真　责任印制：周荣虎

石化行业工作场所健康促进研究与实践

Shihua Hangye Gongzuo Changsuo Jiankang Cujin Yanjiu Yu Shijian

主　　编	张巧耘　杜　鑫
出版发行	东南大学出版社
社　　址	南京市四牌楼2号　邮编:210096　电话:025-83793330
出版人	白云飞
网　　址	http://www.seupress.com
电子邮箱	press@seupress.com
经　　销	全国各地新华书店
印　　刷	广东虎彩云印刷有限公司
开　　本	787 mm×1 092 mm　1/16
印　　张	12.75
字　　数	300千字
版　　次	2024年10月第1版
印　　次	2024年10月第1次印刷
书　　号	ISBN 978-7-5766-1099-4
定　　价	59.00元

(本社图书若有印装质量问题，请直接与营销部联系。电话:025-83791830)

《石化行业工作场所健康促进研究与实践》编委

主　审： 韩　磊

主　编： 张巧耘　杜　鑫

副主编： 王雨潇

编　委（按姓氏笔画规范排序）：

万保玉	江苏省疾病预防控制中心
王　瑾	中国疾病预防控制中心职业卫生与中毒控制所
王　欢	江苏省疾病预防控制中心
王雨潇	深圳市职业病防治院
刘晓曼	中国疾病预防控制中心职业卫生与中毒控制所
李胜男	江苏省无锡市锡山区疾病预防控制中心
苏　禹	江苏省东台市疾病预防控制中心
杜　鑫	中国石油化工股份有限公司金陵分公司
张巧耘	江苏省疾病预防控制中心
张桂琴	中国石油化工股份有限公司金陵分公司
洪怡林	浙江省义乌市疾病预防控制中心
高茜茜	江苏省疾病预防控制中心
高鑫妮	东南大学公共卫生学院

序

PREFACE

劳动者是社会发展的中坚力量，是社会财富、精神文明的创造者。劳动者的健康安全和福祉关系到经济的可持续发展和社会的和谐稳定，事关健康中国建设和全面建成小康社会宏伟目标的实现。

《石化行业工作场所健康促进研究与实践》是一本极具学术价值的实践指导书，通过与国际工作场所健康促进理论和世界卫生组织健康城市理念的深度融合，使国际工作场所健康促进先进经验和最新理论成果得以融会贯通，针对我国开展工作场所健康促进的困境，进行了创新性的破局实践，丰富了工作场所健康促进理论，满足了劳动者的全面健康需求。在石化行业开展的综合干预措施务实高效，探讨的系列线上智能干预品牌集科学性、趣味性、互动性于一体，可为职业健康教育与健康促进、职业健康保护行动、健康企业建设、"职业健康达人"、职业心理健康研究提供新鲜经验，在影响职业健康政策制定等方面具有重要意义，在指导和引领广大职业健康、健康教育和健康促进专业人员及企业管理者的实际工作方面发挥重要作用。

该书填补了我国工作场所健康促进理论在实践中的应用方面的空白。但工作场所健康促进理论在不同行业、不同规模企业应用实践时，可能有所不同。希望作者广泛吸收读者意见，不断完善，推进我国工作场所健康促进的发展。

李涛

中国疾病预防控制中心职业卫生首席专家，研究员

前 言
PREFACE

人民健康是民族昌盛和国家强盛的重要标志。党的二十大报告将"健康中国"作为我国 2035 年发展总体目标的一个重要方面，提出"把保障人民健康放在优先发展的战略位置，完善人民健康促进政策"。《中华人民共和国基本医疗卫生与健康促进法》第七十九条规定："用人单位应当为职工创造有益于健康的环境和条件，严格执行劳动安全卫生等相关规定，积极组织开展健身活动，保护职工健康。"坚持人民至上，构建中国式现代化的健康促进政策体系，推进全方位全周期保障人民健康，工作场所健康促进是其中的重要组成部分。

工作场所健康促进（workplace health promotion，WHP）是指采取综合干预措施，以改善工作条件，改变劳动者不健康生活方式和行为，控制健康危险因素，预防职业病，减少工作有关疾病的发生，促进和提高劳动者健康和生命质量为目的的活动。WHP 是一项"低投入、高产出"的社会系统工程，世界卫生组织已将工作场所健康保护和健康促进作为 21 世纪优先考虑的问题，工作场所是开展健康促进活动的理想环境，在许多国家受到重视，如美国、澳大利亚、日本等国均深度推进了 WHP 项目，在改善员工身心健康、提高企业经济效益等方面取得了良好效果。我国 WHP 起步较晚，在 20 世纪 80 年代开始实施试点，因缺乏全国性持续项目和活动的推进和带动，缺乏对专业机构和专业人员的专题培育，缺乏国家、地区、企业和职业人群全面身心健康干预数据资料，至今尚处于起步探索阶段，影响了学术推进和发展。

中国石油化工集团公司主动将"全面健康"作为企业文化和企业发展的目标，2018 年 7 月发布《中国石化员工健康管理规定》（中国石化安〔2018〕272 号），全面加强员工健康管理。2019 年 12 月以来，我们对石化行业员工开展了系统工作场所健康促进研究，通过借鉴发达国家 WHP 理论和实践体系，广泛开展需求评估，识别并控制一般健康、心理健康及职业健康危险因素，采取综合干预措施，结合指导建设健康企业，改善工作条件，创造健康支持性环境，丰富员工健康资源，构建健康文化，改变劳动者不健康生活、工作方式和行为，预防职业病、工作有关疾患、慢性病、传染病等的发生，提高了职业人群身心健康，促进了企业可持续发展，探索了符合我国国情的 WHP 实施模式。

本书共分五章：第一章绪论，阐述石化行业开展工作场所健康促进的重要性及目前困局；第二章概述健康需求评估的方法，对石化员工全面健康需求进行评估，识别健康风险，找到重点干预环节；第三章对整体及重点人群进行针对性综合干预；第四章对干预效果进行评估，收集干预后健康相关信息，与干预前对比，分析项目成效；第五章提炼破局策略，提出理论思考。最后为附录，包括相关调查量表及参考文献。

　　尽管我们在编写过程中力求全面、系统、客观、准确地反映研究全貌，但与国际上不同国家WHP的实践存在一定差异，加之项目有时限，尚待进一步深入研究和总结提炼。对书中存在的偏颇和错漏，敬请读者谅解并提出宝贵意见！

张巧耘　杜　鑫

2024年10月

目 录
CONTENTS

第一章 绪 论 ··· 001
  第一节 石化行业员工健康危险因素 ·· 002
    一、石化行业中的职业性有害因素 ·· 002
    二、生活和工作方式因素 ·· 004
    三、其他健康危险因素 ··· 004
  第二节 石化行业开展工作场所健康促进的意义 ··· 005
  第三节 我国工作场所健康促进的进展和困局 ·· 007

第二章 员工全面健康需求评估 ·· 009
  第一节 需求评估的概念与方法 ·· 010
    一、基线资料梳理 ··· 010
    二、问卷调查 ··· 010
    三、深度访谈 ··· 012
    四、统计学方法 ·· 013
  第二节 员工一般健康需求评估 ·· 014
    一、调查内容 ··· 014
    二、调查对象人口学特征 ·· 014
    三、员工生活方式状况 ··· 016
    四、一般健康知识知晓情况 ··· 016
    五、重点慢性病核心知识知晓情况 ·· 021
    六、慢性病知晓情况及自我管理能力 ··· 024
    七、员工对健康相关知识的需求情况 ·· 038
  第三节 心理健康需求评估 ·· 039
    一、心理健康调查概况 ··· 039
    二、基本人口学特征 ·· 039
    三、职业紧张状况及其影响因素 ··· 041
    四、员工焦虑症状及影响因素 ·· 056
    五、抑郁症状及其影响因素 ··· 060

六、疲劳积蓄程度调查 ………………………………………………… 068
　　七、员工生活满意度 ……………………………………………………… 075
　　八、员工自感工作压力及影响因素 …………………………………… 079
第四节　职业健康需求评估 ………………………………………………… 084
　　一、作业场所职业病危害检测结果 …………………………………… 084
　　二、员工职业健康需求 ………………………………………………… 087

第三章　综合干预措施 …………………………………………………… 101

第一节　以健康企业建设为抓手推进措施落实 ………………………… 102
　　一、健全组织架构，完善工作保障 …………………………………… 102
　　二、强化基础建设，打造健康环境 …………………………………… 104
　　三、细化健康管理，用心服务员工 …………………………………… 105
　　四、培育健康文化，争做行业标杆 …………………………………… 106
第二节　慢性病健康干预 …………………………………………………… 108
　　一、健康知识普及 ……………………………………………………… 108
　　二、创建支持性环境 …………………………………………………… 109
　　三、慢性病患者自我管理小组 ………………………………………… 109
　　四、生活方式指导 ……………………………………………………… 109
　　五、对高血压人群进行分层管理 ……………………………………… 110
　　六、心血管意外风险防范 ……………………………………………… 110
第三节　职业心理健康干预 ………………………………………………… 113
　　一、职业心理健康干预概述 …………………………………………… 113
　　二、实施员工援助计划 ………………………………………………… 115
　　三、开发和实施智能干预 ……………………………………………… 117
第四节　职业病危害治理 …………………………………………………… 122
　　一、开展职业健康安全大检查 ………………………………………… 122
　　二、预防肌肉骨骼疾患行动 …………………………………………… 123
　　三、改善工作环境，完善设施 ………………………………………… 123
　　四、加强个人防护 ……………………………………………………… 123
　　五、规范职业健康培训 ………………………………………………… 123
　　六、噪声治理 …………………………………………………………… 123

第四章　干预效果评价 …………………………………………………… 125

第一节　WHP评价概述 …………………………………………………… 126
第二节　员工一般健康干预效果评价 ……………………………………… 127
　　一、生活方式 …………………………………………………………… 127

二、一般健康知识 ··· 128
　　三、慢性病自我管理 ··· 129
　　四、员工慢性病指标异常检出率 ·· 132
第三节　员工心理健康干预效果评价 ·· 135
　　一、心理健康状况比较 ··· 135
　　二、自感工作压力分层比较 ·· 136
　　三、工作压力来源比较 ··· 138
　　四、深度访谈可视化分析 ·· 139
第四节　职业健康干预效果评价 ·· 144
　　一、职业病危害因素监测结果动态分析 ·· 144
　　二、职业健康检查结果动态分析 ··· 147
　　三、员工对工作场所安全认知及满意度 ·· 147
　　四、职业相关知识知晓、态度及行为 ··· 149
　　五、员工对项目实施评价及后期健康需求 ··· 151

第五章　破局策略与理论思考 ··· 155
第一节　破局策略 ··· 156
　　一、整合多方资源 ·· 156
　　二、确保全员参与 ·· 157
　　三、建设健康企业 ·· 157
　　四、提供智能干预 ·· 158
第二节　总体成效 ··· 158
　　一、员工身心健康方面 ··· 158
　　二、经济效益方面 ·· 159
　　三、社会效益方面 ·· 159
第三节　理论思考 ··· 160

附录 ·· 162
　附录一　员工健康相关信息调查表（基线） ·· 162
　附录二　员工健康相关信息调查表（干预后） ·· 168
　附录三　员工心理健康状况调查表（基线） ·· 174
　附录四　员工心理健康状况调查表（干预中、后期） ····································· 182

参考文献 ··· 189

第一章 绪 论

第一节
石化行业员工健康危险因素

石化行业以石油和天然气为主要原料,经过一系列复杂的化学反应和加工技术,生产汽油、煤油、柴油、润滑油等石油产品和基本有机化工原料等石油化工产品的工业。石化行业为现代社会的经济发展和生活提供了物质基础。然而石化行业是我国的高危产业,涉及的原料及产品多为易燃易爆、有毒有害有腐蚀性的物质,加上生产技术复杂,设备种类繁多,使得石化行业员工不仅存在普通人群面临的各种健康危险因素,还会面对来自生产工艺、劳动过程及生产环境中的各种有害因素的影响。生产一线工人不可避免地长期接触粉尘、噪声、高温、射线和有毒有害物质等各种职业病危害因素,易发生职业病危害事故及安全事故。同时,石化行业生产工业链长,存在轮班作业,且厂区大多远离市区,加之对安全问题的高度重视和严格要求,随处可见的摄像头均可使企业管理人员和一线员工长期处于应激状态,容易导致员工心理健康问题。

一、石化行业中的职业性有害因素

1. 生产工艺过程中产生的有害因素

(1) 化学因素

在生产中接触到的原料、中间产品、成品和生产过程中的废气、废水、废渣中的化学毒物可对员工健康产生损害。化学性毒物以粉尘、烟尘、雾、蒸汽或气体的形态散布于空气中,主要经呼吸道进入人体内,还可以经皮肤、消化道进入体内。

窒息性气体:如硫化氢、一氧化碳、甲烷等。硫化氢是一种强烈的神经毒物,低浓度时能闻到臭鸡蛋气味;但当浓度高时,由于嗅觉神经被麻痹而气味消失,容易造成人体中毒。硫化氢轻度中毒表现为畏光、流泪、眼刺痛等,中度中毒表现为头痛、头晕、恶心、呕吐等,重度中毒则可能意识模糊、昏迷甚至死亡。一氧化碳与血红蛋白的结合力是氧的200~300倍,会严重影响血液的携氧能力。一氧化碳轻度中毒表现为头痛、眩晕、心悸等,重度中毒则可能昏迷、死亡,且皮肤黏膜呈樱桃红色。甲烷在空气中的浓度高会导致氧气含量下降,从而引发窒息危险。当甲烷浓度迅速升高时,空气中的氧气进入肺部受限,使人体无法进行正常的呼吸,导致窒息。人体可能出现头晕、头痛、恶心和乏力等缺氧症状，严重时甚至可能导致失去意识，危及生命。

刺激性气体：如氨、二氧化硫、氯化氢、臭氧、氮氧化物等。氨对皮肤和眼睛有强烈的刺激和腐蚀作用，可导致皮肤灼伤和眼角膜损伤，吸入高浓度的氨可引起反射性呼吸停止。长期接触低浓度二氧化硫可引起鼻炎、咽喉炎等，高浓度吸入则可能引起急性支气管炎、肺水肿等，甚至导致窒息死亡。其他刺激性气体如氯化氢、臭氧、氮氧化物等也可能引发呼吸道刺激、炎症和水肿等症状。

有机溶剂：包括汽油、柴油等。长期接触或吸入其蒸气可引起神经系统症状，如头晕、头痛、记忆力减退等，还可对皮肤造成脱脂、干燥、皲裂等损害。

苯及苯系物：长期接触可引起骨髓与遗传损害，甚至发生白血病。此外，还可引起神经衰弱综合征，表现为头痛、头晕、记忆力减退等。

生产性粉尘：石化行业粉尘种类主要为聚乙烯粉尘、聚丙烯粉尘、煤尘、矽尘及其他粉尘（聚苯乙烯粉尘、高硫焦粉尘、催化剂粉尘），长期接触易引起尘肺，表现为咳嗽、咳痰、胸痛、呼吸困难等。催化剂粉尘中含有部分重金属，吸入后可能引起重金属中毒。有机粉尘（如聚乙烯粉尘、聚丙烯粉尘、聚苯乙烯粉尘等）吸入可能引起过敏性反应。

（2）物理因素

噪声：机械设备运转产生的噪声是石化行业常见的物理性有害因素，主要来源于风机、空气压缩机、泵等大功率设备，长时间暴露在噪声环境中，可能对员工的听力造成损害。

高温：也是石化行业中常见的物理有害因素之一。员工在高温环境中长时间工作容易出现中暑、热射病等健康问题，严重时可能危及生命。此外，长期暴露在高温环境中还可能导致员工出现皮肤炎症、脱水等问题。

辐射：主要来源于石化行业可能存在的放射性物质和电离辐射。虽然这类辐射源相对较少见，但一旦暴露于辐射环境下可能对员工的身体健康造成严重影响，如引起白血病等风险增加。

2. 生产环境中的有害因素

（1）不良照明

合适的照明环境有助于维持人体生物钟的正常时序，优化心理行为和情感状态。不良照明条件会使视力减退，引起疲劳，降低工作效率，甚至造成差错与事故。此外，不良照明还会影响人的情绪，降低人的兴奋性与积极性。

（2）空调环境

控制室内及综合楼为集中式空调，大部分人员长期在密闭室内空调通风环境中进行劳动生产。如果空调设备运行功能与室内配套设施不符合卫生要求，导致空气环境恶化，可使人体产生"空调病"，主要表现有头晕、嗜睡、健忘、乏力、情绪波动、胸闷、食欲不振、消瘦、牙龈出血、白细胞减少、血压上升、女性月经不调等。空调风口导流不当，风速偏大，人员处于送风射流的直射区内，可引起全身肌肉关节疼痛，尤以腿、腰、背、颈、头部为主。

二、生活和工作方式因素

世界卫生组织认为，人的健康60%由生活方式决定，而不良工作方式不仅能增加职业病、工作相关疾病的患病风险，同时影响员工心理健康水平。

1. 不良工作方式

劳动组织和制度不完善，作业制度不合理，工作节奏变动如换班及夜班工作，违反安全操作规范，不全程规范佩戴个体防护用品，劳动强度过大或生产定额不当，安排的作业与员工能力及生理状况不相适应，个别器官或系统过度紧张如视力紧张等，长时间处于不良体位、重复劳动、重体力劳动、使用不合理的工具等等，这些均可对员工健康造成危害。如控制室内的操作人员主要以视屏显示终端（visual display terminal，VDT）作业为主，长时间使用VDT后，可出现VDT综合征，包括神经衰弱综合征，如头痛、头晕、额头压迫感、恶心、失眠或噩梦、记忆力减退、脱发等；长时间采用坐姿工作，如果显示器、工作台、座椅等设计不符合人机工效学原理，可能会使作业人员处于强制体位，产生下背痛、颈椎病、颈肩腕综合征等工作相关疾病；可能会出现眼部症状如视疲劳、眼干燥症、眼部发痒、烧灼异物感、视物模糊、视力下降、眼部胀痛、眼眶痛等，以及食欲减退、便秘、抵抗力下降等，甚至对内分泌系统也产生一定影响。

2. 不良生活方式

吸烟及过量饮酒、缺乏体育锻炼、偏食、饮食重油重盐重糖、熬夜、生活无规律、手机依赖、不洁性行为、忽视自我保健等，以上均会提升慢性病、传染病及心理疾患的患病风险。如长期熬夜可能干扰人体的自然生物钟，导致生物钟紊乱。生物钟的紊乱和持续的工作压力可能增加高血压、心脏病、中风、糖尿病的患病风险；熬夜易引起睡眠障碍，引发疲劳、注意力不集中等问题；熬夜还可能导致心理健康问题，如情绪波动、焦虑、抑郁等。

三、其他健康危险因素

与其他行业人员相同，石化行业员工健康危险因素还包括遗传因素、社会经济因素、卫生服务质量等。遗传决定了人类具体的生长、发育、衰老和死亡，很大程度上决定了人类个体的健康状况和后代的遗传素质。职业对健康的影响经常是环境与相关遗传因素交互作用的结果，目前已发现许多疾病都与遗传致病基因有关，而绝大多数疾病的发生都是遗传因素和环境因素共同作用的结果。社会经济发展与人群健康之间的关系是一种彼此关联、互为因果、相互促进、相辅相成的双向性作用关系。经济发展促进健康水平提高，提高物质生活水平，增加健康投资，通过对教育的影响间接影响人群健康；同时经济又带来新的健康问题，如环境污染和生态破坏、心理健康问题的凸显等。卫生服务中影响健康的危险因素是指卫生系统中存在的各种不利于保护和增进健康的因素，如卫生资源配置不合理、公共卫生体系不健全、医疗保健制度不完善等，均可影响员工健康。

因此，人的健康受政治、经济、文化、教育、环境等因素的影响，也受个人特征和行为因素的影响，石化行业员工面临的健康危险因素错综复杂。健康促进理论认为，通过制定健康的公共政策、创造支持性环境、强化社区行动、发展个人技能、调整卫生服务方向，可有效提高人们的身心健康水平。

第二节 石化行业开展工作场所健康促进的意义

工作场所健康促进（workplace health promotion，WHP）是指"采取综合干预措施，以改善工作条件，改变劳动者不健康生活方式和行为，控制健康危险因素，预防职业病，减少工作有关疾病的发生，促进和提高劳动者健康和生命质量为目的的活动"。需要多学科知识，多部门合作，以降低病伤及缺勤率。

据国际劳工组织（ILO）和世界卫生组织（WHO）报道，全球每年大约有200万人死于职业性事故和与工作有关的疾病或伤害；每年发生2.68亿宗非致命性工伤事故，每宗事故平均损失3个工作日；每年新发1.6亿例与工作相关疾病；全球抑郁症所致疾病负担的8%可归咎于职业风险。据世界经济论坛组织测算，心理疾病将超过心血管疾病，成为2030年非传染性疾病中健康负担最大的疾病因素。劳动者的健康、安全和福祉对全世界数十亿劳动力人口是至关重要的，不仅关系到个人和家庭，也关系到企业和社区的生产力、竞争力及可持续发展，甚至影响国家和区域经济。全球1/3以上的死亡可归因于烟草使用、酗酒、不健康饮食等10种行为危险因素，而在不良行为和生活方式的形成中，工作场所是关键环节之一。WHO估计，如果不健康的饮食、体力活动不足、烟草滥用等慢性病主要危险因素被消除，至少80%的心脏病、中风和2型糖尿病可以得到预防，40%的癌症可预防。

石化企业普遍具有产业规模大、职业病危害因素多、职业危害严重、管控专业性强等特点，职业病发病形势依然严峻，传统职业病危害在石化行业尚未得到根本的控制。在经济发达国家，职业病疾病谱已发生了很大变化，社会心理因素和不良工效学因素所致工作相关疾病已超过尘肺、职业中毒和物理因素等所致职业病。在我国，石化行业社会心理因素和不良工效学因素等所致新的职业危害已经产生并有越来越严重的趋势，员工正遭受着双重威胁，特别是近年来因工作压力过大和过劳而导致的心理问题、自杀和过劳死案例频见报道，正逐渐引起社会的关注。但由于我国经济社会发展水平和社会保障水平有限，社会心理因素和工效学因素等所致的职业危害尚未纳入法定职业病管理。

随着工业化、城镇化、人口老龄化进程的加快，同时受不健康生活方式等因素影响，近年来我国慢性病病人基数在不断扩大，因慢性病导致死亡的比例也在持续增加。石化员工在岗期间非生产性死亡时有发生，据专项调查显示，石化系统 2007—2018 年，在岗期间非生产性死亡员工总数高达 841 人（男性 749 人，女性 92 人），引起业内广泛关注。劳动者作为我国生产力建设和社会文明进步的中坚力量，一生大部分时间都在工作场所中度过，其健康状况逐渐成为社会关注的焦点之一。《中华人民共和国基本医疗卫生与健康促进法》第七十九条规定："用人单位应当为职工创造有益于健康的环境和条件，严格执行劳动安全卫生等相关规定，积极组织开展健身活动，保护职工健康。国家鼓励用人单位开展职工健康指导工作。"《"十四五"国民健康规划》明确指出要预防为主，强化基层，坚持以基层为重点，推动资源下沉，密切上下协作，提高基层防病治病和健康管理能力。对于慢性病防控，最重要的是进行基层社区防控，工作场所慢性病防控则是社区防控的重要组成部分。

WHO 前总干事 Brundtland 在第五届全球健康促进大会上指出：健康促进就是要使人们尽一切可能让他们的精神和身体保持在最优状态，宗旨是使人们知道如何保持健康、在健康的生活方式下生活，并有能力做出健康的选择。健康促进推动公众从被动地接受健康教育向主动地从提高自身认识、发展自身能力、纠正自身行为等方面促进自身健康的方向转变。人的一生大部分时间是在工作，正是工作带给人们生活的意义和秩序，早期关于职业卫生与安全的工作，大多关注劳动者在工作场所中所受到的躯体伤害。随着健康促进理论和实践的不断丰富，人们逐渐地意识到工作场所理应促进健康，提供安全、健康、舒适、愉悦的工作环境。WHO 将工作场所和学校、医院、城市、岛屿及市场一起确定为 21 世纪健康促进的优先场所。目前，国际上的普遍共识是工作场所是实施健康促进活动最具成本效益的地方，因为劳动力人口占全球人口结构中的大多数。在工作场所开展健康促进还具有 4 个优势：一是工作场所提供了员工相互接触的机会；二是工作场所中的社会支持网络可以协助人们改善他们的生活方式和工作方式；三是企业内的健康专业人员参与到健康促进计划中，保证了其科学性；四是通过员工的健康改善，可提升社区的整体健康水平。石化系统向来重视员工健康，2018 年 7 月，中国石油化工集团公司发布《中国石化员工健康管理规定》（中国石化安〔2018〕272 号），为系统开展工作场所健康促进工作提供了政策和组织保障。开展 WHP 对保护石化员工身心健康、促进生产力可持续发展具有重要意义。本研究通过江苏省疾病预防控制中心伦理委员会批准。

第三节

我国工作场所健康促进的进展和困局

随着健康促进活动的开展,许多国家的企业已将WHP视为自身发展的一部分,第六十届世界卫生大会通过了"2008—2017年工人健康全球行动计划",为深入开展WHP工作提供了平台。美国、欧盟、瑞士、英国、加拿大、新加坡、中国香港和台湾地区等已开发了一系列WHP工具,包括指南性文件、免费健康教育资源、质量标准、评估手册等,对在全球范围内推进此项工作意义重大。2010年,WHO出版了《健康工作场所行动模式》,提出了实施WHP的4个路径和8个步骤,为研究和实践WHP活动提供了科学、规范的模式,指导人们在不同文化、不同部门及不同工作场所中应用此框架的原理,并遵循干预的持续改进原则开展工作。

我国的WHP始于1992年,WHO与中国政府合作,在上海市4家大型企业中开展了健康促进项目。1996年7月,"中国健康教育协会工矿企业健康教育委员会"成立并发起"全国工矿企业健康促进工程",标志着我国的WHP进入了一个新时期。2000年,卫生部法监司发布《关于开展工矿企业健康促进工作的通知》(卫法监发〔2000〕262号)后,WHP在我国逐渐得到发展。来自各级疾病预防控制中心、职业病防治院(所)、高校和企业的专业人员,都参与到WHP的研究与实践活动中,在国家级杂志上公开发表的WHP文章数量呈逐年上升趋势。该领域的研究内容主要集中在以下几个方面:不同行业、不同职业人群中实施WHP的干预与评价;国际健康促进理论(如健康生态学、赋权增能)的本土化研究;国内外WHP研究进展;健康企业建设策略与成效;职业心理健康促进及人类工效学所致肌肉骨骼疾患的防控等。

2007年,由中国疾病预防控制中心职业卫生与中毒控制所负责组织和实施了"全国工作场所健康促进试点项目",来自全国9省(市)的22家企业参加了试点工作,运用国际工作场所健康促进理论,通过在不同地区、不同行业和不同规模企业中开展健康促进试点工作,探索、总结适合我国国情的工作场所健康促进模式与方法,已在全国推广,并为政府相关决策提供依据。2014年,中国疾病预防控制中心职业卫生与中毒控制所组织全国WHP领域的专家们,着手进行工作场所健康促进工具包开发及网络化平台建设,于2015年4月配合《中华人民共和国职业病防治法》(简称《职业病防治法》)宣传周正式上线。内容包括工作场所健康促进相关政策汇编、技术文件、评估工具、典型案例与分析、健康教育资源等,旨在为基层开展工作场所健康促进提供技术工具。2019年10月,全国爱卫办会同国家卫生健康委等七部门联合印发《关于推进健康企业建设的通知》(全爱卫办发〔2019〕3号以及《健康企业建设规范（试行）》，提出要将健康企业建设纳入健康城市健康村镇建设的总体部署，确定推进健康企业建设的具体工作任务，标志着健康企业建设作为首个在全国层面开展的健康"细胞"工程，面向全国各级各类企业全面展开。2020年6月，全国健康企业建设技术指导单位（中国疾病预防控制中心职业卫生与中毒控制所）发布《健康企业建设评估技术指南》，指导各地制定符合本地需求的技术评估指标体系和指标评估细则，不断完善健康企业建设。截至2024年5月，国家卫生健康委已推出600家全国健康企业建设优秀案例，极大地推动了WHP在基层的实践。

虽然WHP在我国已推行30多年，政府也有一系列相关政策和文件出台，但目前仍停留在小范围试点和局部施行阶段，不能全面深入开展。其困局主要体现在：第一，WHP没有明确纳入国家职业病防治法律体系中，相应的支撑性研究有限；第二，国内开展的WHP绝大多数为试点式项目，尽管WHP是健康企业建设的有效手段，但目前鲜有相应研究的文献报道；第三，缺乏对专业机构和专业人员的培育，WHP需要多学科专业知识，目前专业人员数量、能力和稳定性严重不足；第四，缺乏健康管理理念，未全面规范开展健康需求评估，健康干预活动针对性不足，与基线调查脱节；第五，缺乏规范的效果评估，未与需求评估进行比对；第六，缺乏开展WHP的规范方法、适用模式和成功案例等，缺乏更科学、实用、有效的WHP工具；第七，干预措施可及性不强，员工使用率不高，尤其体现在心理健康服务；第八，缺乏有力的成本效益方面的卫生经济学研究资料以证实开展WHP确实能给企业及其员工带来健康及相关收益；第九，缺乏全面健康理念，一般健康、心理健康和职业健康未有效整合全面推进，存在不同程度的厚此薄彼现象。

第二章
员工全面健康需求评估

第一节 需求评估的概念与方法

开展全面健康需求评估是规范开展 WHP 的第一步，是行动决策的依据，也为效果评价提供基线数据。以需求为导向，以提升员工满意度与获得感为目的，主要评估的内容应涵盖影响员工一般健康、心理健康及职业健康的各个方面。通过资料梳理分析、问卷调查、观察法、深度访谈等方式开展需求评估。

一、基线资料梳理

以企业内部现有的与健康相关的常规记录为基础资料，包括企业健康相关制度，危害识别和风险评估过程资料，作业场所检测资料，EHS 会议记录，员工的人口学资料、满意率、离职率和生产率统计数据等；通过查看一般体检及职业体检资料、病假率、就诊率、工作相关伤害和工作相关疾病的发生率等了解员工全面健康状况；通过实地察看和现场访谈，了解企业健康文化和现有资源，了解企业和员工的愿景。管理层的价值观和决策理念，可通过观察、档案资料分析等方法获得相关信息，也可通过与管理层、员工进行深度访谈获得。针对员工个体而言，他们如何设法改善工作环境和自身健康，以及需要企业包括管理层做些什么，都要倾听劳动者本人的心声。无论用什么方法去收集这些信息，都应确保不同性别、不同工种、不同用工方式员工有同等提供信息的机会。

二、问卷调查

问卷调查是 WHP 的一个重要环节，其质量直接影响到干预的准确性和效果评估的科学性，必须选择具有较高信效度的调查量表，量表中必须有能准确反映被测特征真实程度的指标。为提高调查的可靠性和准确度，调查过程的质量控制尤为重要。

1. 调查前期的质量控制

事先宣传发动，企业发文明确关爱员工身心健康，开展 WHP，成立领导小组及实施办公室，配合课题组工作推进。调查前启动项目，举办 WHP 专题培训班。

调查前期，在企业内部开展预调查工作，及时修正调查问卷中存在的问题，讨论遇到的困难,统一标准,解决难题,并根据预调查结果完善调查问卷和方案。

调查员选择具有医学/预防医学背景的专(兼)职人员,愿意从事调查工作,态度认真负责,工作细致耐心,有一定沟通能力。在调查前发放统一的调查员手册,对调查员进行统一培训,明确调查的目的和意义;统一调查项目的含义以及调查表的填写方法和填写注意事项;明确现场调查的工作纪律,介绍调查员工作态度可能导致的具体调查质量问题,调查员偏倚将导致资料无用,调查员的个人"经验"与"观察"会使资料"染色",从而影响调查质量,使其认识到此项工作的重要性,按规定行动,整个调查过程必须尊重被调查者。

2. 调查阶段的质量控制

调查由专业机构指导,企业安全环保部工作人员负责组织实施。现场调查安排专门场所,给予足够的填表时间,不催促,注意减少环境因素带来的影响。纸质问卷由调查员统一发放、统一讲解调查内容及填写要求。纸质问卷现场自填后收回问卷,现场进行初审,发现缺、漏项和前后逻辑矛盾立即予以返回,要求改正、补充。合格后收回,并在收回后及时复核。

线上调查则应在系统内增加设置质量控制:①限制作答方式,只允许从微信作答;②限制作答次数,只允许填写1次;③限制作答省份和地区,限制仅在当地作答;④作答时间限制,当用户填写问卷所用时间少于预试验时间的60%时,将答卷标记为无效答卷;⑤需在48小时内完成审核。

3. 调查后期的质量控制

(1) 数据一致性

数据的一致性主要体现在数据记录的规范和数据是否符合逻辑。纸质问卷需要采用Epidata3.0建立数据库,双录入验证模式进行验证。

(2) 数据准确性

数据的准确性是指数据记录的信息是否存在异常或错误。数据录入后,应用程序法检查数据的异常值和逻辑错误项。在保证数据一致性的基础上,对数据的准确性进行严格的控制。

(3) 数据清洗

应用Excel、SPSS等软件,采用手动清洗法、计算程序法等检查数据一致性,处理异常值和缺失值。对于缺失数据,手动清洗、计算程序清洗两者相结合;对于错误数据,应用程序法检查极值;对于重复数据,在统计应用过程中不断被发现并进行清洗。

(4) 数据完整性

数据的完整性是数据质量最为基础的一项评估标准,纸质问卷需要剔除缺失度超过10%的问卷。缺失值处理:如果选项是数值型的,可根据平均值来填充该缺失值;如果选项是非数值型的,根据统计学中的众数原理,用该属性在其他所有对象的取值次数最多的值（即出现频率最高的值）来补齐该缺失的属性值。企业版问卷是线上扫码答题问卷，则页面翻转时提醒缺失值，填写完整后方可进入下一页。

（5）逻辑错误判断

在系统审核数据或清洗数据时，常常遇到某量表通篇只选择同一选项，不能直观判断是答题者本身意愿还是敷衍答题所导致，因此利用逻辑选项，辅助进一步判断逻辑错误。如心理健康问卷中逻辑选项可以用 C10 "轮班工作制让我感到难以承受"与 B4 "您的工作是否为轮班工作制？"比对，C15 "我时常要加班"与 B2 "平均每周工作天数"、B3 "平均每天加班时间"及 G14 "近 1 个月的加班情况"比对，第四部分"抑郁症状"与第六部分"生活满意度"比对，D1 "做事时都没有兴趣或很少乐趣"与 F5 "我每天生活充满了有趣的事情"比对，D2 "感觉心情不好，不开心"与 F1 "我感觉快乐、心情舒畅"比对，第四部分"抑郁症状"与第七部分"疲劳蓄积程度"比对，D3 "睡不着、睡不踏实，或睡得太多"与 G5 "失眠、睡不好"比对，D7 "做事注意力难以集中，如看书、读报或看电视"与 G7 "注意力不集中"比对等。

三、深度访谈

深度访谈是健康及相关的质性研究中最常用的方法之一。深度访谈的目的是探索和解释那些不能用实证方法论证检验的复杂性和自然进程的意义。深度访谈比焦点团体更能获得对个人的理解和经历的更多细节。深度访谈是揭露人们生活经历的主观意义和理解的最好方法，参与者很少受其同行出现在现场的干扰，参与者可有更多的准备去讨论敏感的话题，尤其是员工心理健康问题，可为参与者提供新的视角，进一步探索 WHP 对心理健康干预效果的影响因素。

1. 访谈内容

通过文献检索及专家咨询编制深度访谈提纲，结合前期问卷调查结果，对企业部门负责人、班组长、员工等代表就心理健康服务需求、企业现状、个人工作压力源等进行深度访谈。

2. 访谈人员选择

访谈人员选择需要兼顾不同工种、年龄、性别、轮班等特点。人员基本素质要求有一定语言表达能力，并存在一定工作压力。通过连续询问鼓励访谈对象阐述、解释所作的回答，视各自的表达能力，信息达到"理论饱和（theoretical saturation）"后便可终止访谈。

3. 访谈地点要求

访谈地点宜选择安静、整洁、舒适的场所，实用面积在 12 平方米左右，太大令人无所适从，太小易产生压迫感。

4. 访谈流程

首先进行热场，拉近双方的距离，避免干巴巴的一开始就单刀直入直奔主题。可先自我介绍，阐述目的，获得知情同意，告知录音的目的，获得授权。除了提问，还需要进行非语言的交流与沟通，以及观察对方的表情、肢体语言。避免一个劲儿看提问大纲，否则会破坏访谈的互动氛围，让对方觉得这次"聊天"很沉闷。按照清晰的思路去提问题，会让整个访谈过程更舒畅，不会磕磕绊绊，即使是在访谈时遗漏了一些问题，也不会造成本次访谈方向性的迷失。

5. 深度访谈资料分析方法

深度访谈资料分析可采用主题框架法进行定性分析，其核心是主题框架的确立，框架围绕员工工作压力产生的原因及对单位心理健康服务形式和内容的需求展开，事先列好访谈提纲，保证资料整理和分析过程中的严密性、透明性、科学性和可操作性。主题框架法主要包括资料的整理和分析两大步骤，其中资料的整理又包括确定框架主题、资料标记、资料分类等。本研究采用上述步骤进行访谈，并将访谈的录音转化为 word 电子文稿，结合访谈笔记用 Excel 2019 对资料进行录入、分类和整理，同时将电子文稿导入 MAXQDA 2018 软件对资料进行标记、分类和分析，最终制成表格进行分析。

四、统计学方法

采用 SPSS 22.0 软件进行统计分析。计量资料经正态性检验符合正态分布者以 $\bar{x} \pm s$ 描述，两组间均数比较采用独立样本 t 检验，多组组间均数比较采用单因素方差分析；计量资料经正态性检验不符合正态分布者以中位数（M）和第 25、75 百分位数（P_{25}，P_{75}）描述。计数资料率的比较采用 Pearson χ^2 检验，配对数据采用 McNemar 配对 χ^2 检验。影响因素分析采用多因素 Logistic 回归分析（前进法，自变量引入标准为 0.05，剔除标准为 0.10）。

中介效应分析采用温忠麟等提出的中介效应检验程序并用江程铭等推荐的自举（Bootstrap）程序验证中介效应作用，运用 SPSS 26.0 软件和 SPSS PROCESS 宏程序 3.5 版本的中介效应 4 模型，设定 5 000 次抽样的 Bootstrapping 分析检验。在输出的结果中，如果 95% 的置信区间（confidence interval，CI）不包括 0，说明有中介效应，支持中介假设；包括 0 则说明没有中介效应。

相加交互作用的评价则采用 Andersson 等编制的 Excel 计算表，其评价指标包括相对超额危险度比（the relative excess risk due to interaction，RERI）、归因危险度（the attributable proportion due to interaction，API）、交互作用指数（the synergy index，SI）。若存在相加交互作用，则 RERI、API 的 95%CI 不包括 0，SI 的 95%CI 不包括 1。检验水准 $\alpha = 0.05$（双侧）。

第二节 员工一般健康需求评估

一、调查内容

2019年5月—12月,对某石化全体职工5 562名员工进行线下问卷调查。所有人员均知情同意。排除标准:拒绝参与者,岗位工龄不满半年者,长期病假或离职者。

通过文献法及专家论证法,结合预调查及深度访谈结果,确定调查内容,包括人口学特征、一般健康知识、生活方式、慢性病知晓情况及自我管理能力、重点慢性病核心知识、自感工作压力、健康需求、职业安全及职业健康知识等9大类61个条目。其中自感工作压力调查结果和分析在第三节阐述,职业安全及职业健康知识调查结果及分析在第四节阐述。

二、调查对象人口学特征

对收回的调查表进行再次审核,针对人口学数据缺失的996人进行二次调查,对所有资料进行数据清洗,剔除无效问卷281份。剔除缺失条目数超过总条目数10.0%的样本12份,剔除有异常值和逻辑错误的样本269份。最终有效问卷为5 281份,包括中层干部565人、班组长585人、一线员工4 131人。详见表2.2.1。

表 2.2.1 调查对象人口学特征

基本情况		人数	构成比/%
岗位	外操工	1 412	26.74
	内操工	663	12.55
	班长	451	8.54
	基层管理人员	836	15.83
	化验分析员	283	5.36
	机关人员	700	13.26
	后勤辅助等其他人员	936	17.72

续表

基本情况		人数	构成比/%
性别	男	4 270	80.86
	女	1 011	19.14
年龄/岁	≤30	443	8.39
	31～50	2 654	50.26
	≥51	2 184	41.36
工龄/年	≤10	1 931	36.57
	11～20	982	18.59
	21～30	1 315	24.90
	≥31	1 053	19.94
文化程度	初中及以下	360	6.82
	高中/中专	1 937	36.68
	大专/高职	1 538	29.12
	本科	1 209	22.89
	研究生及以上	237	4.49
婚姻状况	已婚住在一起	4 485	84.93
	已婚两地分居	94	1.78
	未婚	399	7.56
	丧偶/离婚	303	5.74
职务	一线工作人员	4 131	78.22
	班组长	585	11.08
	中层干部	565	10.70
每周工作时间/小时	≤40	1 767	33.46
	41～50	2 629	49.78
	51～60	553	10.47
	61～70	162	3.07
	>70	170	3.22
轮班	是	2 669	50.54
	否	2 612	49.46

三、员工生活方式状况

调查结果显示,员工吸烟者 41.96%,饮酒者 30.32%,无定期规律锻炼习惯者(每周规律运动少于 3 次)74.42%,23.39% 饮食偏咸,9.79% 喜好油腻饮食,自感健康状况差者 13.52%。详见表 2.2.2。

表 2.2.2　员工生活方式调查结果

生活方式		人数	构成比/%
吸烟状况	吸烟	2 216	41.96
	不吸烟	3 065	58.04
饮酒状况	饮酒	1 601	30.32
	不饮酒	3 680	69.68
运动状况	1~2 次/周	2 775	52.55
	3~5 次/周	1 036	19.62
	>6 次/周	315	5.96
	无	1 155	21.87
早餐状况	1~4 次/周	945	17.89
	>5 次/周	4 239	80.27
	不吃	97	1.84
饮食口味	偏咸	1 235	23.39
	一般	3 033	57.43
	偏淡	1 013	19.18
饮食喜好	油腻	517	9.79
	一般	3 352	63.47
	清淡	1 412	26.74
自感健康状况	好	795	15.05
	一般	3 772	71.43
	差	638	12.08
	非常差	76	1.44

四、一般健康知识知晓情况

1. 一般健康知识知晓总体情况

一般健康知识部分共 5 题,一般健康知识知晓率=答对 4 题及以上的人数/应答人数×100%。企业一般健康知识总知晓率为 66.41%。详见表 2.2.3。

表 2.2.3　员工的一般健康知识知晓总体情况

健康知识知晓情况	知晓人数	知晓率/%
健康定义	3 461	65.54
吸烟影响	5 059	95.80
高血压定义	4 115	77.92
慢性病预防	4 040	76.50
艾滋病传播方式	3 308	62.64

2. 一般健康知识知晓率影响因素

单因素分析结果显示，不同性别、年龄、工龄、文化程度、职务、婚姻状况、岗位、工作时间、轮班、健康状况的员工的一般健康知识知晓率的差异均有统计学意义（$P<0.05$）。以是否知晓一般健康知识为因变量，以单因素分析有统计学意义的因素为自变量进行 Logistic 回归分析。结果显示，性别、年龄、工龄、文化程度、岗位、工作时间、职务、轮班、自感健康状况均是一般健康知识知晓率的影响因素，差异均有统计学意义（$P<0.05$）。详见表 2.2.4 和表 2.2.5。

表 2.2.4　不同人口学特征员工一般健康知识知晓率

组别	人数	构成比/%	知晓人数	知晓率/%	χ^2 值	P 值
性别					114.687	<0.001
男性	4 270	80.86	2 691	63.02		
女性	1 011	19.14	816	80.71		
年龄/岁					246.694	<0.001
≤30	443	8.39	357	80.59		
31～50	2 654	50.26	1 961	73.89		
≥51	2 184	41.36	1 189	54.44		
工龄/年					153.208	<0.001
≤10	1 931	36.57	1 429	74.00		
11～20	982	18.59	635	64.66		
21～30	1 315	24.90	897	68.21		
≥31	1 053	19.94	546	51.85		
文化程度					381.518	<0.001
初中及以下	360	6.82	136	37.78		
高中/中专	1 937	36.68	1 101	56.84		
大专/高职	1 538	29.12	1 085	70.55		
本科	1 209	22.89	983	81.31		
研究生及以上	237	4.49	202	85.23		

续表

组别	人数	构成比/%	知晓人数	知晓率/%	χ^2 值	P 值
婚姻状况					18.873	<0.001
已婚住在一起	4 485	84.93	2 961	66.02		
已婚两地分居	94	1.78	59	62.77		
未婚	399	7.56	301	75.44		
丧偶/离婚	303	5.74	186	61.39		
岗位					136.882	<0.001
外操工	1 412	26.74	873	61.83		
内操工	663	12.55	462	69.68		
班长	451	8.54	307	68.07		
基层管理人员	836	15.83	636	76.08		
化验分析员	283	5.36	210	74.20		
机关人员	700	13.26	512	73.14		
后勤辅助等其他人员	936	17.72	507	54.17		
职务					44.302	<0.001
一线工作人员	4 131	78.22	2 667	64.56		
班组长	585	11.08	396	67.69		
中层干部	565	10.70	444	78.58		
每周工作时间/小时					53.594	<0.001
≤40	1 767	33.46	1 114	63.04		
41～50	2 629	49.78	1 830	69.61		
51～60	553	10.47	388	70.16		
61～70	162	3.07	90	55.56		
>70	170	3.22	85	50.00		
轮班					5.278	0.022
否	2 669	50.54	1 774	67.92		
是	2 612	49.46	1 733	64.93		
自感健康状况					9.925	0.019
好	795	15.05	537	67.55		
一般	3 772	71.43	2 502	66.33		
差	638	12.08	430	67.40		
非常差	76	1.44	38	50.00		

表 2.2.5　员工一般健康知识知晓率影响因素分析

影响因素	偏回归系数	标准误	Wald χ^2 值	P 值	比值比 (OR)	OR 的95% 可信区间
性别						
男	—	—	—	—	1.00	—
女	0.78	0.10	66.03	<0.01	2.19	1.81~2.64
年龄/岁						
≤30	—	—	—	—	1.00	—
31~50	0.01	0.15	0.01	0.93	1.01	0.76~1.36
≥51	−0.48	0.16	9.02	<0.01	0.62	0.45~0.85
文化程度						
初中及以下	—	—	—	—	1.00	—
高中/中专	0.49	0.12	15.47	<0.01	1.63	1.28~2.08
大专/高职	0.99	0.13	56.30	<0.01	2.69	2.08~3.48
本科	1.55	0.16	99.79	<0.01	4.69	3.46~6.35
研究生及以上	1.70	0.24	51.79	<0.01	5.49	3.45~8.73
工龄/年						
≤10	—	—	—	—	1.00	—
11~20	−0.26	0.09	7.30	0.01	0.78	0.64~0.93
21~30	−0.10	0.09	1.18	0.28	0.91	0.76~1.08
≥31	−0.18	0.10	3.24	0.07	0.84	0.69~1.02
岗位						
外操工	—	—	—	—	1.00	—
内操工	0.26	0.11	6.01	0.01	1.30	1.05~1.60
班长	0.24	0.17	2.00	0.16	1.27	0.91~1.76
基层管理人员	0.33	0.13	6.27	0.01	1.39	1.07~1.80
化验分析员	0.33	0.16	4.04	0.04	1.39	1.01~1.91
机关人员	0.13	0.14	0.88	0.35	1.14	0.87~1.49
后勤辅助等其他人员	−0.01	0.11	0.00	0.95	0.99	0.81~1.22
每周工作时间/小时						
≤40	—	—	—	—	1.00	—
41~50	0.12	0.07	2.71	0.10	1.13	0.98~1.29
51~60	0.05	0.12	0.16	0.69	1.05	0.84~1.31
61~70	−0.49	0.18	7.40	0.01	0.61	0.43~0.87
>70	−0.57	0.18	10.47	<0.01	0.57	0.40~0.80

续表

影响因素	偏回归系数	标准误	Wald χ^2 值	P 值	比值比（OR）	OR 的 95% 可信区间
职务						
一线工作人员	—	—	—	—	1.00	—
班组长	0.30	0.14	4.36	0.04	1.34	1.02～1.77
中层干部	0.28	0.13	4.58	0.03	1.32	1.02～1.71
轮班						
否	—	—	—	—	1.00	—
是	0.25	0.09	8.02	0.01	1.29	1.08～1.54
自感健康状况						
好	—	—	—	—	1.00	—
一般	−0.02	0.09	0.04	0.83	0.98	0.82～1.17
差	0.19	0.12	2.42	0.12	1.21	0.95～1.54
非常差	−0.56	0.26	4.64	0.03	0.57	0.34～0.95

3. 一般健康知识知晓率调查结论

不同性别组员工的一般健康知识知晓率的差异有统计学意义（$P<0.01$），女性员工的一般健康知识知晓率高于男性员工。

不同年龄组员工的一般健康知识知晓率的差异有统计学意义（$P<0.01$），≥51 岁年龄组员工较≤30 岁年龄组一般健康知识知晓率的差异有统计学意义（$P<0.01$），≤30 岁年龄组员工的一般健康知识知晓率较高，≥51 岁员工的一般健康知识知晓率较低。

不同文化程度员工的一般健康知识知晓率的差异有统计学意义（$P<0.01$），员工的文化程度越高，一般健康知识知晓率越高。

不同岗位的员工一般健康知识知晓率的差异有统计学意义（$P<0.01$），内操工、基层管理人员、化验分析员较外操工及后勤辅助等其他人员的一般健康知识知晓率差异均有统计学意义（$P<0.05$），内操工、基层管理人员、化验分析员的一般健康知识知晓率较高，外操工及后勤辅助等其他人员一般健康知识知晓率较低。

不同每周工作时间的员工的一般健康知识知晓率的差异有统计学意义（$P<0.01$），每周工作时间为 61～70 小时和>70 小时的员工较每周工作时间≤40 小时的员工一般健康知识知晓率的差异均有统计学意义（$P<0.05$）。每周工作时间≤40 小时的员工的一般健康知识知晓率较高，每周工作时间 61 小时及以上的员工的一般健康知识知晓率较低。

不同工龄的员工的一般健康知识知晓率的差异有统计学意义（$P<0.01$），11～20 年工龄的员工较≤10 年工龄的员工的一般健康知识知晓率的差异有统计学意义（$P<0.05$）。≥31 年工龄的员工的一般健康知识知晓率较低，≤10 年工龄的员工的一般健康知识知晓率较高。

不同职务的员工的一般健康知识知晓率的差异有统计学意义（$P<0.05$），中层干部和班组长的一般健康知识知晓率较高，一线工作人员的一般健康知识知晓率较低。

是否轮班的员工的一般健康知识知晓率差异有统计学意义（$P<0.05$），不轮班的员工一般健康知识知晓率高于轮班的员工。

自感健康状况不同的员工的一般健康知识知晓率的差异有统计学意义（$P<0.05$），自感健康状况非常差的员工较自感健康状况好的员工的一般健康知识知晓率的差异有统计学意义（$P<0.05$）。自感健康状况好的员工的一般健康知识知晓率较高，自感健康状况非常差的员工的一般健康知识知晓率较低。

五、重点慢性病核心知识知晓情况

1. 不同特征人群重点慢性病核心知识知晓情况

重点慢性病核心知识共7题，慢性病核心知识知晓率=答对5题及以上的人数/应答人数×100%。调查结果显示慢性病核心知识总知晓率为73.13%。单因素分析显示，不同性别、年龄、工龄、文化程度、婚姻状况、岗位、职务、工时、是否轮班的员工的慢性病核心知识知晓率的差异具有统计学意义（$P<0.05$），自感健康状况不同的员工的重点慢性病核心知识知晓率差异无统计学意义（$P>0.05$）。详见表2.2.6。

表2.2.6 不同特征人群重点慢性病核心知识知晓情况

组别	人数	构成比/%	知晓人数	知晓率/%	χ^2值	P值
性别					104.653	<0.001
男性	4 270	80.86	2 993	70.09		
女性	1 011	19.14	869	85.95		
年龄/岁					147.524	<0.001
≤30	443	8.39	371	83.75		
31～50	2 654	50.26	2 083	78.49		
≥51	2 184	41.36	1 408	64.47		
工龄/年					96.249	<0.001
≤10	1 931	36.57	1 502	77.78		
11～20	982	18.59	712	72.51		
21～30	1 315	24.90	998	75.89		
≥31	1 053	19.94	650	61.73		
文化程度					269.790	<0.001
初中及以下	360	6.82	170	47.22		
高中/中专	1 937	36.68	1 280	66.08		
大专/高职	1 538	29.12	1 212	78.80		
本科	1 209	22.89	1 010	83.54		
研究生及以上	237	4.49	190	80.17		

续表

组别	人数	构成比/%	知晓人数	知晓率/%	χ^2值	P值
婚姻状况					17.502	0.001
已婚住在一起	4 485	84.93	3 275	73.02		
已婚两地分居	94	1.78	61	64.89		
未婚	399	7.56	320	80.20		
丧偶/离婚	303	5.74	206	67.99		
岗位					115.318	<0.001
外操工	1 412	26.74	958	67.85		
内操工	663	12.55	520	78.43		
班长	451	8.54	339	75.17		
基层管理人员	836	15.83	672	80.38		
化验分析员	283	5.36	214	75.62		
机关人员	700	13.26	563	80.43		
后勤辅助等其他人员	936	17.72	596	63.68		
职务					21.953	<0.001
一线工作人员	4 131	78.22	2 972	71.94		
班组长	585	11.08	431	73.68		
中层干部	565	10.70	459	81.24		
每周工作时间/小时					36.620	<0.001
≤40	1 767	33.46	1 252	70.85		
41～50	2 629	49.78	1 984	75.47		
51～60	553	10.47	421	76.13		
61～70	162	3.07	102	62.96		
>70	170	3.22	103	60.59		
轮班					4.680	0.031
否	2 612	49.46	1 945	74.46		
是	2 669	50.54	1 917	71.82		
自感健康状况					6.026	0.110
好	795	15.05	572	71.95		
一般	3 772	71.43	2 778	73.65		
差	638	12.08	465	72.88		
非常差	76	1.44	47	61.84		

2. 重点慢性病核心知识知晓率影响因素

以是否知晓重点慢性病核心知识为因变量，以单因素分析有统计学意义的因素为自变量进行 Logistic 回归分析。结果显示，性别、年龄、文化程度、岗位、工作时间、是否轮班均是重点慢性病核心知识知晓率的影响因素，差异均有统计学意义（$P<0.05$）。详见表2.2.7。

表 2.2.7　员工重点慢性病核心知识知晓率影响因素分析

影响因素	偏回归系数	标准误	Wald χ^2 值	P 值	比值比(OR)	OR 的 95% 可信区间
性别						
男	—	—	—	—	1.00	—
女	0.87	0.11	67.33	<0.01	2.38	1.94~2.93
年龄/岁						
≤30	—	—	—	—	1.00	—
31~50	−0.25	0.16	2.39	0.12	0.78	0.56~1.07
≥51	−0.65	0.17	14.76	<0.01	0.52	0.38~0.73
文化程度						
初中及以下	—	—	—	—	1.00	—
高中/中专	0.52	0.12	18.55	<0.01	1.68	1.33~2.13
大专/高职	1.04	0.13	62.43	<0.01	2.82	2.18~3.64
本科	1.28	0.15	70.79	<0.01	3.61	2.68~4.86
研究生及以上	0.97	0.22	19.73	<0.01	2.62	1.71~4.02
岗位						
外操工	—	—	—	—	1.00	—
内操工	0.45	0.12	15.49	<0.01	1.57	1.26~1.97
班长	0.51	0.13	15.59	<0.01	1.66	1.29~2.13
基层管理人员	0.49	0.14	13.16	<0.01	1.64	1.25~2.14
化验分析员	0.07	0.16	0.20	0.66	1.08	0.78~1.48
机关人员	0.45	0.14	9.83	<0.01	1.56	1.18~2.07
后勤辅助等其他人员	0.08	0.11	0.61	0.44	1.09	0.88~1.34
每周工作时间/小时						
≤40	—	—	—	—	1.00	—
41~50	0.10	0.08	1.79	0.18	1.11	0.96~1.28
51~60	0.11	0.12	0.90	0.34	1.12	0.89~1.42
61~70	−0.45	0.18	6.11	0.01	0.64	0.45~0.91
>70	−0.39	0.18	4.87	0.03	0.68	0.48~0.96
轮班						
否	—	—	—	—	1.00	—
是	0.20	0.09	4.85	0.03	1.22	1.02~1.47

3. 重点慢性病核心知识知晓率调查结论

不同性别的员工的重点慢性病核心知识知晓率的差异有统计学意义（$P<0.01$），女性员工的慢性病核心知识知晓率高于男性员工。

不同年龄组员工的慢性病核心知识知晓率的差异有统计学意义（$P<0.01$），其中≥51 岁年龄组较≤30 岁的年龄组员工的慢性病核心知识知晓率的差异有统计学意义（$P<0.01$）。≤30 岁年龄组员工的慢性病核心知识知晓率较高，≥51 岁年龄组员工的慢性病知识知晓率较低。

不同文化程度员工的慢性病核心知识知晓率的差异有统计学意义（$P<0.01$），员工的文化程度越高，慢性病核心知识知晓率越高。

不同岗位的员工的慢性病核心知识知晓率的差异有统计学意义（$P<0.01$），内操工、班长、基层管理人员、机关人员较外操工及后勤辅助等其他人员的慢性病核心知识知晓率差异均有统计学意义（$P<0.01$），内操工、班长、基层管理人员、机关人员的慢性病核心知识知晓率较高，外操工及后勤辅助等其他人员的慢性病核心知识知晓率较低。

不同每周工作时间的员工的慢性病核心知识知晓率差异有统计学意义（$P<0.05$），每周工作时间 61～70 小时的员工和>70 小时的员工较每周工作时间≤40 小时的员工的慢性病核心知识知晓率的差异有统计学意义（$P<0.05$）。每周工作时间≤40 小时的员工的慢性病核心知识知晓率较高，每周工作时间 61 小时及以上的员工的慢性病核心知识知晓率较低。

是否轮班的员工慢性病核心知识知晓率的差异有统计学意义（$P<0.05$），不轮班的员工慢性病核心知识知晓率高于轮班的员工。

六、慢性病知晓情况及自我管理能力

1. 慢性病患病知晓情况及自我管理能力调查结果

慢性病自我管理（chronic disease self-management，CDSM）指发生慢性疾病时，在医疗保健提供者的帮助下借助一定的健康管理手段，积极主动地参与护理过程以维护慢性病患者的生理健康状况和日常生活能力，为有效防控慢性病危害的重要措施之一。慢性病自我管理能力包括高血压、糖尿病、高脂血症相关自我管理行为，如遵医行为，即是否按医嘱服药或注射胰岛素、是否控制饮食和适量运动、是否定期监测等。问卷调查结果显示：员工中采取措施保持或减轻体重的总人数为 2 994 人，控制体重的方法中，有 69.90% 的人选择控制饮食，82.23% 的人选择锻炼，2.00% 的人选择药物，1.71% 的人选择其他。

知晓患有高血压的人数为 1 499 人（28.38%）。控制血压的措施中，有 57.43% 的人选择按医嘱服药，5.72% 的人选择有症状时服药，42.44% 的人选择控制饮食，46.61% 的人选择适量运动，34.95%的人选择血压监测，1.74%的人选择其他，12.51%的人未采取措施。

知晓患有糖尿病的人数为356人（6.74%）。控制糖尿病的措施中，有36.98%的人选择口服药，11.66%的人选择注射胰岛素，42.81%的人选择控制饮食，42.88%的人选择适量运动，21.17%的人选择血糖监测，4.20%的人选择其他，26.00%的人未采取措施。

知晓血脂异常的人数为1 276人（24.16%）。控制血脂的措施中，有16.47%的人选择按医嘱服药，62.31%的人选择控制饮食，60.44%的人选择适量运动，14.39%的人选择血脂监测，18.45%的人未采取措施。详见表2.2.8。

表2.2.8 慢性病患病知晓情况及自我管理能力

基本健康信息		人数	构成比/%
采取措施控制体重	采取措施减轻体重	1 423	26.95
	采取措施保持体重	1 571	29.75
	采取措施增加体重	123	2.33
	未采取任何措施	2 164	40.98
控制体重的方法	控制饮食	2 171	69.90
	锻炼	2 555	82.23
	药物	62	2.00
	其他	53	1.71
高血压家族史	是	3 191	60.42
	否	1 868	35.37
	不清楚	222	4.20
高血压	患病	1 499	28.38
	未患病	3 782	71.62
采取措施控制血压	按医嘱服药	924	57.43
	有症状时服药	92	5.72
	控制饮食	682	42.44
	适量运动	749	46.61
	血压监测	562	34.95
	其他	28	1.74
	未采取措施	201	12.51
糖尿病家族史	是	1 313	24.86
	否	3 771	71.41
	不清楚	197	3.73
糖尿病	患病	356	6.74
	未患病	4 925	93.26

续表

基本健康信息		人数	构成比/%
采取措施控制血糖	口服药	203	36.98
	注射胰岛素	64	11.66
	控制饮食	235	42.81
	适量运动	235	42.88
	血糖监测	116	21.17
	其他	23	4.20
	未采取措施	143	26.00
血脂	异常	1 276	24.16
	未见异常	4 005	75.84
采取措施控制血脂	按医嘱服药	238	16.47
	控制饮食	901	62.31
	适量运动	874	60.44
	血脂监测	208	14.39
	未采取措施	267	18.45
心肌梗死	否	5 221	98.86
	是	60	1.14
脑卒中	否	5 220	98.84
	是	61	1.16

2. 高血压患病知晓情况影响因素分析

高血压患病知晓情况不仅反映员工高血压患病率，更反映员工对自身健康状况的关注及知晓程度。问卷调查结果显示企业员工总体高血压患病知晓率为28.38%。单因素分析显示，不同性别、年龄、婚姻状况、文化程度、工龄、岗位、职务、每周工作时间、吸烟、饮酒、运动、早餐次数、饮食口味、饮食喜好、自感健康状况、高血压家族史的员工的高血压患病知晓率的差异均有统计学意义（$P<0.05$）。详见表2.2.9。

表2.2.9 不同个体特征员工高血压患病知晓情况

组别	人数	构成比/%	知晓例数	知晓率/%	χ^2值	P值
性别					177.972	<0.001
男性	4 270	80.86	1 384	32.41		
女性	1 011	19.14	115	11.37		
年龄/岁					404.879	<0.001
≤30	443	8.39	19	4.29		
31~50	2 654	50.26	557	20.99		
≥51	2 184	41.36	923	42.26		

续表

组别	人数	构成比/%	知晓例数	知晓率/%	χ^2值	P值
文化程度					233.414	<0.001
初中及以下	360	6.82	162	45.00		
高中/中专	1 937	36.68	703	36.29		
大专/高职	1 538	29.12	412	26.79		
本科	1 209	22.89	195	16.13		
研究生及以上	237	4.49	27	11.39		
婚姻状况					92.734	<0.001
已婚住在一起	4 485	84.93	1 336	29.79		
已婚两地分居	94	1.78	29	30.85		
未婚	399	7.56	31	7.77		
丧偶/离婚	303	5.74	103	33.99		
工龄/年					198.700	<0.001
≤10	1 931	36.57	381	19.73		
11~20	982	18.59	266	27.09		
21~30	1 315	24.90	389	29.58		
≥31	1 053	19.94	463	43.97		
岗位					81.374	<0.001
外操工	1 412	26.74	412	29.18		
内操工	663	12.55	164	24.74		
班长	451	8.54	158	35.03		
基层管理人员	836	15.83	192	22.97		
化验分析员	283	5.36	56	19.79		
机关人员	700	13.26	167	23.86		
后勤辅助等其他人员	936	17.72	350	37.39		
职务					21.761	<0.001
一线工作人员	4 131	78.22	1 129	27.33		
班组长	585	11.08	214	36.58		
中层干部	565	10.70	156	27.61		
每周工作时间/小时					20.787	<0.001
≤40	1 767	33.46	553	31.30		
41~50	2 629	49.78	724	27.54		
51~60	553	10.47	121	21.88		
61~70	162	3.07	47	29.01		
>70	170	3.22	54	31.76		

续表

组别	人数	构成比/%	知晓例数	知晓率/%	χ^2值	P值
轮班					1.552	0.213
否	2 612	49.46	721	27.60		
是	2 669	50.54	778	29.15		
吸烟					139.528	<0.001
否	3 065	58.04	679	22.15		
是	2 216	41.96	820	37.00		
饮酒					143.757	<0.001
否	3 680	69.68	864	23.48		
是	1 601	30.32	635	39.66		
运动					49.683	<0.001
无	1 155	21.87	270	23.38		
1~2次/周	2 775	52.55	755	27.21		
3~5次/周	1 036	19.62	350	33.78		
≥6次/周	315	5.96	124	39.37		
早餐次数					9.419	0.009
不吃	97	1.84	41	42.27		
1~4次/周	945	17.89	263	27.83		
≥5次/周	4 239	80.27	1 195	28.19		
饮食口味					23.011	<0.001
偏咸	1 235	23.39	417	33.77		
一般	3 033	57.43	814	26.84		
偏淡	1 013	19.18	268	26.46		
饮食喜好					14.358	0.001
油腻	517	9.79	177	34.24		
一般	3 352	63.47	961	28.67		
清淡	1 412	26.74	361	25.57		
自感健康状况					124.767	<0.001
好	795	15.05	150	18.87		
一般	3 772	71.43	1 038	27.52		
差	638	12.08	268	42.01		
非常差	76	1.44	43	56.58		

续表

组别	人数	构成比/%	知晓例数	知晓率/%	χ^2 值	P 值
高血压家族史					309.244	<0.001
是	3 191	60.42	1 168	36.60		
否	1 868	35.37	255	13.65		
不清楚	222	4.20	76	34.23		

以是否知晓患有高血压为因变量，以单因素分析有统计学意义的因素为自变量进行 Logistic 回归分析。结果显示，性别、年龄、文化程度、职务、每周工作时间、饮酒、运动、饮食口味、自感健康状况、高血压家族史均是高血压患病知晓率的影响因素，差异均有统计学意义（$P<0.05$）。详见表 2.2.10。

表 2.2.10　员工高血压患病知晓情况影响因素分析

影响因素	偏回归系数	标准误	Wald χ^2 值	P 值	比值比 (OR)	OR 的 95% 可信区间
性别						
男	—	—	—	—	1.00	—
女	−1.10	0.13	77.77	<0.01	0.33	0.26~0.42
年龄/岁						
≤30	—	—	—	—	1.00	—
31~50	0.83	0.28	8.72	<0.01	2.29	1.32~3.98
≥51	1.53	0.29	28.10	<0.01	4.60	2.62~8.08
文化程度						
初中及以下	—	—	—	—	1.00	—
高中/中专	−0.19	0.13	2.03	0.15	0.83	0.64~1.07
大专/高职	−0.38	0.14	7.46	<0.01	0.68	0.52~0.90
本科	−0.77	0.17	21.00	<0.01	0.46	0.33~0.65
研究生及以上	−0.93	0.27	11.45	<0.01	0.40	0.23~0.68
职务						
一线工作人员	—	—	—	—	1.00	—
班组长	0.23	0.15	2.30	0.13	1.25	0.94~1.68
中层干部	0.47	0.14	11.79	<0.01	1.60	1.22~2.10
每周工作时间/小时						
≤40	—	—	—	—	1.00	—
41~50	−0.10	0.08	1.80	0.18	0.90	0.77~1.05
51~60	−0.51	0.13	14.96	<0.01	0.60	0.47~0.78
61~70	−0.07	0.20	0.11	0.74	0.94	0.63~1.39
>70	−0.12	0.19	0.38	0.54	0.89	0.61~1.30

续表

影响因素	偏回归系数	标准误	Wald χ^2 值	P 值	比值比 (OR)	OR 的 95% 可信区间
饮酒						
否	—	—	—	—	1.00	—
是	0.33	0.08	17.94	<0.01	1.39	1.19~1.61
运动						
无	—	—	—	—	1.00	—
1~2 次/周	0.45	0.09	22.72	<0.01	1.56	1.30~1.88
3~5 次/周	0.67	0.11	35.31	<0.01	1.96	1.57~2.45
6 次~/周	0.72	0.16	20.55	<0.01	2.05	1.50~2.79
饮食口味						
偏咸	—	—	—	—	1.00	—
一般	−0.22	0.09	6.21	0.01	0.81	0.68~0.96
偏淡	−0.15	0.12	1.44	0.23	0.86	0.68~1.10
自感健康状况						
好	—	—	—	—	1.00	—
一般	0.54	0.11	24.21	<0.01	1.72	1.39~2.13
差	1.20	0.14	73.69	<0.01	3.32	2.53~4.37
非常差	1.67	0.28	35.80	<0.01	5.30	3.07~9.15
高血压家族史						
是	—	—	—	—	1.00	—
否	−1.25	0.08	223.40	<0.01	0.29	0.24~0.34
不清楚	−0.47	0.16	8.63	<0.01	0.62	0.46~0.86

3. 糖尿病患病知晓情况影响因素分析

糖尿病患病知晓情况不仅反映员工糖尿病患病率，更反映员工对自身健康状况的关注及知晓程度。问卷调查结果显示员工总体糖尿病患病知晓率为 6.74%。单因素分析显示，不同性别、年龄、工龄、文化程度、婚姻状况、岗位、每周工作时间、吸烟、饮酒、运动、早餐次数、自感健康状况、糖尿病家族史的员工的糖尿病患病知晓率的差异均有统计学意义（$P<0.05$）。详见表 2.2.11。

表 2.2.11 不同个体特征员工糖尿病患病知晓情况

组别	人数	构成比/%	知晓例数	知晓患病率/%	χ^2 值	P 值
性别					21.387	<0.001
男性	4 270	80.86	321	7.52		
女性	1 011	19.14	35	3.46		
年龄/岁					140.845	<0.001
≤30	443	8.39	2	0.45		
31～50	2 654	50.26	103	3.88		
≥51	2 184	41.36	251	11.49		
文化程度					87.287	<0.001
初中及以下	360	6.82	54	15.00		
高中/中专	1 937	36.68	173	8.93		
大专/高职	1 538	29.12	81	5.27		
本科	1 209	22.89	44	3.64		
研究生及以上	237	4.49	4	1.69		
婚姻状况					27.069	<0.001
已婚住在一起	4 485	84.93	305	6.80		
已婚两地分居	94	1.78	7	7.45		
未婚	399	7.56	8	2.01		
丧偶/离婚	303	5.74	36	11.88		
工龄/年					64.758	<0.001
≤10	1 931	36.57	88	4.56		
11～20	982	18.59	50	5.09		
21～30	1 315	24.90	92	7.00		
≥31	1 053	19.94	126	11.97		
岗位					16.803	0.010
外操工	1 412	26.74	102	7.22		
内操工	663	12.55	40	6.03		
班长	451	8.54	26	5.76		
基层管理人员	836	15.83	45	5.38		
化验分析员	283	5.36	11	3.89		
机关人员	700	13.26	46	6.57		
后勤辅助等其他人员	936	17.72	86	9.19		

续表

组别	人数	构成比/%	知晓例数	知晓患病率/%	χ^2 值	P 值
职务					0.644	0.725
一线工作人员	4 131	78.22	284	6.87		
班组长	585	11.08	38	6.50		
中层干部	565	10.70	34	6.02		
每周工作时间/小时					12.592	0.013
≤40	1 767	33.46	141	7.98		
41～50	2 629	49.78	166	6.31		
51～60	553	10.47	23	4.16		
61～70	162	3.07	15	9.26		
＞70	170	3.22	11	6.47		
轮班					0.014	0.906
否	2 612	49.46	175	6.70		
是	2 669	50.54	181	6.78		
吸烟					18.443	＜0.001
否	3 065	58.04	168	5.48		
是	2 216	41.96	188	8.48		
饮酒					30.267	＜0.001
否	3 680	69.68	202	5.49		
是	1 601	30.32	154	9.62		
运动					15.659	0.001
无	1 155	21.87	71	6.15		
1～2 次/周	2 775	52.55	163	5.87		
3～5 次/周	1 036	19.62	91	8.78		
＞6 次/周	315	5.96	31	9.84		
早餐次数					22.382	＜0.001
不吃	97	1.84	18	18.56		
1～4 次/周	945	17.89	57	6.03		
≥5 次/周	4 239	80.27	281	6.63		
饮食口味					4.838	0.089
偏咸	1 235	23.39	99	8.02		
一般	3 033	57.43	187	6.17		
偏淡	1 013	19.18	70	6.91		

续表

组别	人数	构成比/%	知晓例数	知晓患病率/%	χ^2 值	P 值
饮食喜好					3.523	0.172
油腻	517	9.79	45	8.70		
一般	3 352	63.47	218	6.50		
清淡	1 412	26.74	93	6.59		
自感健康状况					107.095	<0.001
好	795	15.05	34	4.28		
一般	3 772	71.43	210	5.57		
差	638	12.08	99	15.52		
非常差	76	1.44	13	17.11		
糖尿病家族史					246.052	<0.001
是	1 313	24.86	210	15.99		
否	3 771	71.41	129	3.42		
不清楚	197	3.73	17	8.63		

以是否知晓患有糖尿病为因变量,以单因素分析有统计学意义的因素为自变量进行Logistic回归分析。结果显示,性别、年龄、文化程度、饮酒、运动、早餐次数、自感健康状况、糖尿病家族史均是知晓糖尿病患病率的影响因素,差异均有统计学意义($P<0.05$)。详见表2.2.12。

表2.2.12 员工糖尿病患病知晓情况影响因素分析

影响因素	偏回归系数	标准误	Wald χ^2 值	P 值	比值比(OR)	OR 的95%可信区间
性别						
男	—	—	—	—	1.00	—
女	−0.45	0.22	4.28	0.04	0.64	0.42~0.98
年龄/岁						
≤30	—	—	—	—	1.00	—
31~50	1.39	0.77	3.27	0.07	4.00	0.89~17.96
≥51	2.34	0.77	9.24	<0.01	10.42	2.30~47.23

续表

影响因素	偏回归系数	标准误	Wald χ^2 值	P 值	比值比(OR)	OR 的 95% 可信区间
文化程度						
初中及以下	—	—	—	—	1.00	—
高中/中专	−0.50	0.19	7.12	<0.01	0.61	0.42~0.88
大专/高职	−0.88	0.22	16.43	<0.01	0.42	0.27~0.64
本科	−0.93	0.26	12.35	<0.01	0.40	0.24~0.66
研究生及以上	−1.46	0.57	6.64	0.01	0.23	0.08~0.71
饮酒						
否	—	—	—	—	1.00	—
是	0.32	0.13	6.08	0.01	1.38	1.07~1.79
运动						
无	—	—	—	—	1.00	—
1~2 次/周	0.17	0.16	1.04	0.31	1.18	0.86~1.63
3~5 次/周	0.52	0.19	7.58	<0.01	1.69	1.16~2.45
>6 次/周	0.35	0.26	1.87	0.17	1.42	0.86~2.35
早餐次数						
不吃	—	—	—	—	1.00	—
1~4 次/周	−1.00	0.33	8.85	<0.01	0.37	0.19~0.71
>5 次/周	−0.97	0.32	9.59	<0.01	0.38	0.20~0.70
自感健康状况						
好	—	—	—	—	1.00	—
一般	0.34	0.20	2.79	0.10	1.40	0.94~2.07
差	1.51	0.23	43.72	<0.01	4.53	2.90~7.09
非常差	1.25	0.38	10.59	<0.01	3.48	1.64~7.38
糖尿病家族史						
是	—	—	—	—	1.00	—
否	−1.61	0.12	169.16	<0.01	0.20	0.16~0.26
不清楚	−1.15	0.28	17.33	<0.01	0.32	0.18~0.54

4. 血脂异常知晓情况影响因素分析

以总胆固醇≥6.2 mmol/L 或甘油三酯≥2.3 mmol/L 判定为血脂异常。血脂异常知晓情况不仅反映员工血脂异常患病率,更反映员工对自身健康状况的关注及知晓程度。问卷调查结果显示员工总体血脂异常知晓率为 24.16%。单因素分析显示,不同性别、年龄、工龄、文化程度、职务、婚姻状况、岗位、吸烟、饮酒、早餐次数、饮食口味、饮食喜好、自感健康状况的员工的血脂异常知晓率的差异均有统计学意义($P<0.05$)。详见表 2.2.13。

表 2.2.13　不同个体特征员工血脂异常知晓情况

组别	人数	构成比/%	知晓例数	知晓异常率/%	χ^2 值	P 值
性别					90.264	<0.001
男性	4 270	80.86	1 148	26.89		
女性	1 011	19.14	128	12.66		
年龄/岁					174.884	<0.001
≤30	443	8.39	13	2.93		
31～50	2 654	50.26	582	21.93		
≥51	2 184	41.36	681	31.18		
文化程度					39.629	<0.001
初中及以下	360	6.82	103	28.61		
高中/中专	1 937	36.68	524	27.05		
大专/高职	1 538	29.12	380	24.71		
本科	1 209	22.89	234	19.35		
研究生及以上	237	4.49	35	14.77		
婚姻状况					67.650	<0.001
已婚住在一起	4 485	84.93	1 132	25.24		
已婚两地分居	94	1.78	27	28.72		
未婚	399	7.56	30	7.52		
丧偶/离婚	303	5.74	87	28.71		
工龄/年					66.315	<0.001
≤10	1 931	36.57	361	18.69		
11～20	982	18.59	242	24.64		
21～30	1 315	24.90	339	25.78		
≥31	1 053	19.94	334	31.72		

续表

组别	人数	构成比/%	知晓例数	知晓异常率/%	χ^2 值	P 值
岗位					18.436	0.005
外操工	1 412	26.74	329	23.30		
内操工	663	12.55	149	22.47		
班长	451	8.54	139	30.82		
基层管理人员	836	15.83	197	23.56		
化验分析员	283	5.36	58	20.49		
机关人员	700	13.26	157	22.43		
后勤辅助等其他人员	936	17.72	247	26.39		
职务					21.933	<0.001
一线工作人员	4 131	78.22	941	22.78		
班组长	585	11.08	181	30.94		
中层干部	565	10.70	154	27.26		
每周工作时间/小时					2.697	0.610
≤40	1 767	33.46	443	25.07		
41～50	2 629	49.78	625	23.77		
51～60	553	10.47	126	22.78		
61～70	162	3.07	36	22.22		
>70	170	3.22	46	27.06		
轮班					0.015	0.903
否	2 612	49.46	633	24.23		
是	2 669	50.54	643	24.09		
吸烟					73.451	<0.001
否	3 065	58.04	609	19.87		
是	2 216	41.96	667	30.10		
饮酒					81.610	<0.001
否	3 680	69.68	760	20.65		
是	1 601	30.32	516	32.23		
运动					4.337	0.227
无	1 155	21.87	285	24.68		
1～2 次/周	2 775	52.55	650	23.42		
3～5 次/周	1 036	19.62	251	24.23		
>6 次/周	315	5.96	90	28.57		

续表

组别	人数	构成比/%	知晓例数	知晓异常率/%	χ^2 值	P 值
早餐次数					11.899	0.003
不吃	97	1.84	37	38.14		
1~4 次/周	945	17.89	212	22.43		
≥5 次/周	4 239	80.27	1 027	24.23		
饮食口味					16.201	<0.001
偏咸	1 235	23.39	350	28.34		
一般	3 033	57.43	705	23.24		
偏淡	1 013	19.18	221	21.82		
饮食喜好					28.484	<0.001
油腻	517	9.79	159	30.75		
一般	3 352	63.47	838	25.00		
清淡	1 412	26.74	279	19.76		
自感健康状况					135.725	<0.001
好	795	15.05	117	14.72		
一般	3 772	71.43	876	23.22		
差	638	12.08	248	38.87		
非常差	76	1.44	35	46.05		

以是否知晓血脂异常为因变量，以单因素分析有统计学意义的因素为自变量进行 Logistic 回归分析。结果显示，性别、年龄、职务、饮酒、饮食喜好、自感健康状况均是血脂异常知晓率的影响因素，差异均有统计学意义（$P<0.05$）。详见表 2.2.14。

表 2.2.14　员工血脂异常知晓情况影响因素分析

影响因素	偏回归系数	标准误	Wald χ^2 值	P 值	比值比(OR)	OR 的 95% 可信区间
性别						
男	—	—	—	—	1.00	—
女	−0.63	0.12	28.65	<0.01	0.53	0.42~0.67
年龄/岁						
≤30	—	—	—	—	1.00	—
31~50	1.88	0.32	34.99	<0.01	6.56	3.52~12.25
≥51	2.23	0.33	46.87	<0.01	9.30	4.91~17.62

续表

影响因素	偏回归系数	标准误	Wald χ^2 值	P 值	比值比(OR)	OR 的95%可信区间
职务						
一线工作人员	—	—	—	—	1.00	—
班组长	0.14	0.15	0.96	0.33	1.16	0.87~1.54
中层干部	0.32	0.13	6.20	0.01	1.38	1.07~1.77
饮酒						
否	—	—	—	—	1.00	—
是	0.32	0.08	18.08	<0.01	1.38	1.19~1.60
饮食喜好						
油腻	—	—	—	—	1.00	—
一般	−0.20	0.12	2.93	0.09	0.82	0.66~1.03
清淡	−0.49	0.14	12.81	<0.01	0.61	0.47~0.80
自感健康状况						
好	—	—	—	—	1.00	—
一般	0.55	0.11	24.35	<0.01	1.74	1.39~2.16
差	1.26	0.14	85.00	<0.01	3.52	2.69~4.59
非常差	1.52	0.26	33.84	<0.01	4.57	2.74~7.621

七、员工对健康相关知识的需求情况

为了解员工对健康相关知识的需求，使健康知识传播更有针对性，进行了相关调查。结果显示，希望企业提供缓解工作压力、体育锻炼、健康饮食、减少工作相关疾病、慢性病防治、精神卫生、肿瘤防治等相关健康知识的员工占比较高，这些将是开展针对性干预的依据。详见表2.2.15。

表2.2.15　员工对健康相关知识需求情况

提供的健康相关知识	频数(n)	频率/%
缓解工作压力	4 088	77.41
体育锻炼	2 414	45.71
健康饮食	2 191	41.49
减少工作相关疾病	2 162	40.94

续表

提供的健康相关知识	频数(n)	频率/%
慢性病防治	1 883	35.66
精神卫生	1 850	35.03
肿瘤防治	1 545	29.26
控烟	876	16.59
限烟	690	13.07
性健康	409	7.74

第三节 心理健康需求评估

一、心理健康调查概况

员工健康知识需求调查显示对缓解工作压力需求最高，达77.41%，对精神卫生及减少工作相关疾病的知识需求比例达到35.03%和40.94%。为进一步了解员工心理健康整体状况，分析影响因素，探究适用于该人群的心理健康干预方案，满足员工需求，促进员工的身心健康，2021年8—10月采用整群抽样的方法，对全体员工展开职业紧张、抑郁倾向、生活满意度、焦虑、睡眠状况、肌肉骨骼疾患及疲劳蓄积、自感工作压力等专题调查。调查对象纳入标准：年龄18岁及以上；本岗位工作时间为连续半年及以上；自愿参与本调查，并签署知情同意。排除标准：拒绝参与调查者，岗位工龄不满半年者，长期病假或离职者。共4 066人参与了调查。本调查通过了中国疾控中心职业卫生与中毒控制所医学伦理委员会审批（批号：NIOHP202108）。

二、基本人口学特征

采用中国疾病预防控制中心职业卫生与中毒控制所职业紧张课题组提供的"基本情况调查表"进行调查，内容包括年龄、性别、学历、婚姻状况、月均收入等社会人口学特征信息，以及岗位、工龄等岗位特征信息。其中工作时间与工作制采用周均工作时长、加班时间、是否轮班工作制等岗位特征信息。通过以下问题测量调查对象工作时长：①近一个月以来，以小时为单位，平均每天工作时间（包含加班时间）为多少？②近一个月以来，以小时为单位，平均每天加班时间为多少？

本次调查有效问卷3 763份：其中男性3 046人（80.9%），女性717人（19.1%）；一般工作人员2 962人（78.7%），班组长553人（14.7%），中层干部248人（6.6%）；岗位为外操工909人（24.2%），内操工625人（16.6%），班长451人（12.0%），基层管理人员723人（19.2%），化验分析员224人（6.0%），机关人员398人（10.6%），后勤辅助等其他人员328人（8.7%），消防人员105人（2.8%）。详见表2.3.1。

表2.3.1 调查对象社会人口学特征

特征	组别	调查数	构成比/%
性别	男性	3 046	80.9
	女性	717	19.1
年龄/岁	<30	403	10.7
	30～39	459	12.2
	40～49	1 307	34.7
	50～60	1 594	42.4
文化程度	初中及以下	161	4.3
	高中或中专	1 202	31.9
	大专或高职	1 171	31.1
	本科	992	26.4
	硕士及以上	237	6.3
婚姻状况	未婚	374	9.9
	已婚住在一起	3 052	81.1
	已婚分居两地	76	2.0
	离异/丧偶	261	7.0
月平均收入/元	<3 000	59	1.6
	3 000～4 999	635	16.8
	5 000～6 999	891	23.7
	7 000～8 999	896	23.8
	9 000～10 999	729	19.4
	≥1 1000	553	14.7

续表

特征	组别	调查数	构成比/%
职务	一般工作人员	2 962	78.7
	班组长	553	14.7
	中层干部	248	6.6
岗位	外操工	909	24.2
	内操工	625	16.6
	班长	451	12.0
	基层管理人员	723	19.2
	化验分析员	224	6.0
	机关人员	398	10.6
	后勤辅助等其他人员	328	8.7
	消防人员	105	2.8
岗位工龄/年	<10	1 743	46.3
	10～19	861	22.9
	20～29	693	18.4
	≥30	466	12.4
每周工作时间/小时	≤40	2 349	62.4
	41～48	565	15.0
	49～54	300	8.0
	>54	549	14.6
是否倒班	否	1 722	45.8
	是	2 041	54.2

三、职业紧张状况及其影响因素

采用我国职业人群的"职业紧张测量核心量表"（Core Occupational Stress Scale, COSS）评估研究对象职业紧张状况。该量表包括社会支持、组织与回报、要求与付出和自主性4个维度，共由17个条目构成。各条目采用Likert 5点赋分法，从"完全不同意"到"非常同意"依次记为1~5分，各维度得分为各条目得分之和。对"社会支持"和"自主性"维度的条目进行反向计分后，计算总得分。COSS总分越高，说明职业紧张程度越高。根据正态分布法，将COSS总分$\geq \bar{x}+0.5s$者定义为有职业紧张。本研究中COSS量表和社会支持、组织与回报、要求与付出、自主性4个维度的Cronbach's α系数分别为0.853、0.893、0.830、0.810、0.872。

生活满意度调查采用"WHO五项身心健康指标量表"评估调查对象生活满意度。量表包含5个条目,各条目采用Likert 6级赋分法,从0分("从未有过")～5分("所有时间"),计算所有条目得分总和,总分越高,表示对生活质量满意程度越高。总分<13分或任一条目为0或1者,表示身心健康状况较差,生活满意度较低;总分≥13表示生活满意度较高。

睡眠状况调查采用日本学者Nakata编制的自我睡眠管理问卷(self-administered sleep questionnaire)对调查对象失眠症状进行评估。问卷由关于受试者过去一年睡眠习惯的3个问题构成,分别针对"入睡时间"、"难以入睡"和"醒来太早"提问。失眠症状则被定义为存在以下任一种现象:①"30分钟以上才能入睡";②"几乎每天遇到难以入睡这类睡眠问题";③"几乎每天遇到醒来太早这类睡眠问题"。

1. 职业紧张检出情况

研究对象职业紧张核心量表得分为(45.79 ± 9.48)分,社会支持得分为(19.81 ± 3.75)分,组织与回报得分为(15.85 ± 4.94)分,要求与付出得分为(12.35 ± 3.39)分,自主性得分为(4.61 ± 1.80)分。最终纳入分析的3 763名员工中,职业紧张者1 143人,职业紧张率为30.4%。1 143名职业紧张员工中,轻度职业紧张者607人(53.1%),中度职业紧张者256人(22.4%),重度职业紧张者280人(24.5%)。比较不同特征人群的职业紧张总分及各维度得分,结果显示不同年龄、性别、学历、婚姻状况、月平均收入、职务、岗位、岗位工龄、每周工作时间、倒班的职业紧张总分差异均有统计学意义($P<0.01$);不同年龄、学历、婚姻状况、月平均收入、职务、岗位、岗位工龄、倒班的社会支持得分均存在差异($P<0.05$);不同性别、年龄、学历、婚姻状况、月平均收入、职务、岗位、岗位工龄、倒班的组织与回报得分差异均有统计学意义($P<0.05$);不同性别、年龄、学历、月平均收入、职务、岗位、岗位工龄、每周工作时间的要求与付出得分差异均有统计学意义($P<0.05$);不同年龄、学历、婚姻状况、月平均收入、职务、岗位、岗位工龄、每周工作时间、倒班的自主性得分差异均有统计学意义($P<0.05$)。比较不同个体特征的职业紧张检出率,结果显示不同性别、年龄、学历、婚姻状况、月平均收入、职务、岗位、岗位工龄、每周工作时间、倒班的职业紧张检出率差异均有统计学意义($P<0.01$)。详见表2.3.2。

2. 职业紧张影响因素分析

以单因素分析中$P<0.05$的变量为自变量,以是否发生职业紧张为因变量进行多因素Logistic回归分析,结果显示性别、年龄、学历、月平均收入、职务、岗位、工龄、每周工作时间、轮班是职业紧张的影响因素,差异均有统计学意义($P<0.05$)。男性、40～49岁、学历为大专或高职、月均收入<3 000元、一般工作人员、内操工、工龄10～19年、每周工作时间>54小时、轮班工作者发生职业紧张的风险最高($P<0.05$)。详见表2.3.3。

表 2.3.2 不同社会特征员工职业紧张状况比较

组别	COSS 总分($\bar{x}\pm s$)	职业紧张维度($\bar{x}\pm s$)				职业紧张数 n
		社会支持	组织与回报	要求与付出	自主性	(比例/%)
性别						
男性	46.39±9.48	19.76±3.82	16.12±5.01	12.65±3.33	4.63±1.82	1 002(32.9)
女性	43.24±9.06	19.98±3.45	14.70±4.45	11.09±3.36	4.58±1.71	141(19.7)
t/χ^2 值	8.070	−1.480	7.510	11.252	0.674	48.037
P 值	<0.001	0.139	<0.001	<0.001	0.501	<0.001
年龄/岁						
<30	42.48±9.92	21.23±3.47	14.47±4.89	12.18±3.63	4.94±1.86	83(20.6)
30~39	45.65±9.61	20.24±3.85	14.98±5.04	13.75±3.40	4.83±1.80	142(30.9)
40~49	45.16±9.67	19.62±3.74	16.11±4.96	12.14±3.46	4.47±1.80	421(32.2)
50~60	46.35±9.00	19.47±3.71	16.25±4.82	12.17±3.18	4.60±1.77	497(31.2)
F/χ^2 值	19.226	27.415	20.189	30.157	9.608	20.864
P 值	<0.001	<0.001	<0.001	<0.001	<0.001	<0.001
学历						
初中及以下	48.25±9.10	19.53±4.09	17.87±5.18	12.51±3.41	4.60±1.94	60(37.3)
高中或中专	47.46±9.05	19.13±3.87	16.88±4.73	12.00±3.21	4.28±1.78	448(37.3)
大专或高职	46.37±9.74	19.64±3.67	16.32±4.86	12.21±3.34	4.52±1.78	375(32.0)
本科	43.82±9.33	20.48±3.55	14.47±4.86	12.83±3.58	5.01±1.75	233(23.5)
硕士及以上	40.96±8.00	21.39±3.21	12.74±3.66	12.75±3.49	5.15±1.65	27(11.4)
F/χ^2 值	40.978	29.907	70.102	9.698	28.628	94.782
P 值	<0.001	<0.001	<0.001	<0.001	<0.001	<0.001

续表

组别	COSS总分($\bar{x}\pm s$)	职业紧张维度($\bar{x}\pm s$)				职业紧张数 n（比例/%）
		社会支持	组织与回报	要求与付出	自主性	
婚姻状况						
未婚	43.27±10.16	20.88±3.65	14.91±4.85	12.16±3.60	4.92±1.82	86(23.0)
已婚住在一起	45.90±9.39	19.78±3.69	15.89±4.98	12.39±3.37	4.60±1.79	936(30.7)
已婚分居两地	49.21±10.29	17.78±4.78	16.39±4.85	12.82±3.55	4.22±1.77	31(40.8)
离异/丧偶	47.07±8.49	19.13±3.85	16.59±4.48	12.07±3.31	4.47±1.87	80(345)
F/χ^2值	13.958	20.904	6.874	1.591	5.378	15.737
P值	<0.001	<0.001	<0.001	0.189	0.001	0.001
月平均收入/元						
<3 000	51.15±8.21	18.00±4.37	18.75±4.63	13.10±3.38	4.69±2.11	27(45.8)
3 000~4 999	46.53±9.84	19.44±4.03	16.71±5.21	11.79±3.65	4.53±1.92	217(34.2)
5 000~6 999	46.21±9.23	19.51±3.69	16.16±4.71	12.04±3.28	4.48±1.73	281(31.5)
7 000~8 999	46.46±9.63	19.74±3.71	16.29±4.90	12.50±3.38	4.58±1.75	296(33.0)
9 000~10 999	45.24±9.08	19.99±3.62	15.38±4.68	12.49±3.29	4.64±1.77	207(28.4)
≥11 000	43.31±9.29	20.74±3.50	13.98±4.81	13.02±3.30	4.95±1.81	115(20.8)
F/χ^2值	14.113	12.508	28.209	10.633	5.333	39.852
P值	<0.001	<0.001	<0.001	<0.001	<0.001	<0.001
职务						
一般工作人员	46.11±9.67	19.62±3.79	16.08±4.97	12.21±3.45	4.57±1.82	1044(31.9)
班组长	46.32±8.27	20.20±3.44	16.38±4.53	12.59±3.01	4.44±1.57	165(29.8)
中层干部	40.70±8.23	21.14±3.61	11.94±3.60	13.48±3.36	5.59±1.72	34(13.7)

续表

组别	COSS总分($\bar{x}\pm s$)	社会支持	组织与回报	要求与付出	自主性	职业紧张数n(比例/%)
F/χ^2值	39.135	22.607	88.069	17.790	40.752	35.776
P值	<0.001	<0.001	<0.001	<0.001	<0.001	<0.001
岗位						
外操工	47.83±10.14	19.30±4.01	17.24±5.08	12.24±3.38	4.34±1.91	371(40.8)
内操工	49.03±9.29	18.97±3.83	17.62±4.76	12.71±3.13	4.32±1.80	269(43.0)
班长	46.86±8.26	20.18±3.50	16.71±4.55	12.71±2.99	4.38±1.59	142(31.5)
基层管理人员	43.72±8.86	20.38±3.58	13.77±4.39	13.41±3.52	5.08±1.71	156(21.6)
化验分析员	44.20±9.93	19.56±3.67	15.04±4.62	11.03±3.14	4.31±1.70	58(25.9)
机关人员	41.47±8.38	20.92±3.34	13.68±4.54	11.84±3.46	5.13±1.69	56(14.1)
后勤辅助等其他人员	43.36±8.33	19.82±3.55	15.02±4.36	10.90±3.38	4.74±1.75	64(19.5)
消防人员	45.65±8.23	19.85±3.68	16.62±4.73	11.81±3.10	4.93±1.77	27(25.7)
F/χ^2值	40.789	15.334	61.820	28.442	20.230	192.507
P值	<0.001	<0.001	<0.001	<0.001	<0.001	<0.001
岗位工龄/年						
<10	44.45±9.74	20.30±3.73	14.94±4.85	12.51±3.54	4.71±1.77	463(26.6)
10~19	47.16±9.33	19.46±3.68	16.64±5.03	12.51±3.26	4.52±1.85	308(35.8)
20~29	46.30±8.88	19.46±3.66	16.34±4.63	11.96±3.26	4.54±1.79	207(29.9)
≥30	47.50±8.95	19.11±3.89	17.10±4.93	12.07±3.21	4.56±1.80	165(35.4)
F/χ^2值	23.839	19.960	40.320	6.066	2.910	29.498
P值	<0.001	<0.001	<0.001	<0.001	0.033	<0.001

续表

组别	COSS总分($\bar{x}\pm s$)	职业紧张维度($\bar{x}\pm s$)				职业紧张数 n (比例/%)
		社会支持	组织与回报	要求与付出	自主性	
每周工作时间/小时						
≤40	44.91±9.26	19.84±3.64	15.79±4.81	11.52±3.15	4.55±1.78	619(26.4)
41~48	46.80±9.40	19.84±3.88	16.22±4.99	12.99±3.13	4.58±1.80	205(36.3)
49~54	46.33±9.59	20.12±3.69	15.56±5.09	13.77±3.20	4.88±1.81	103(34.3)
>54	48.18±9.90	19.44±4.10	15.93±5.35	14.49±3.44	4.79±1.85	216(39.3)
F/χ^2 值	21.101	2.541	1.599	162.120	5.025	50.412
P 值	<0.001	0.055	0.187	<0.001	0.002	<0.001
是否倒班						
否	42.95±8.63	20.36±3.53	14.01±4.36	12.26±3.59	4.96±1.72	316(18.4)
是	48.18±9.51	19.34±3.87	17.41±4.87	12.44±3.22	4.33±1.82	827(40.5)
t/χ^2 值	−17.664	8.409	−22.616	−1.595	10.894	217.040
P 值	<0.001	<0.001	<0.001	0.111	<0.001	<0.001

表 2.3.3　调查对象职业紧张影响因素 Logistic 回归分析

组别	偏回归系数	标准误	Wald χ^2 值	P 值	OR 值	95%CI 值
性别						
男	—	—	—	—	—	1.000
女	−0.516	0.121	18.265	<0.001	0.597	0.471~0.756
年龄/岁			16.257	0.001		
<30	—	—	—	—	—	1.000
30~39	0.719	0.206	12.151	<0.001	2.052	1.370~3.073
40~49	0.819	0.211	15.119	<0.001	2.268	1.501~3.428
50~60	0.718	0.214	11.226	0.001	2.051	1.347~3.122
学历			13.795	0.008		
初中及以下	—	—	—	—	—	1.000
高中或中专	0.159	0.189	0.708	0.400	1.172	0.810~1.697
大专或高职	0.218	0.196	1.234	0.267	1.243	0.847~1.827
本科	0.211	0.221	0.914	0.339	1.235	0.801~1.904
硕士及以上	−0.586	0.309	3.605	0.058	0.556	0.304~1.019
月平均收入/元			35.288	<0.001		
<3 000	—	—	—	—	—	1.000
3 000~4 999	−0.466	0.304	2.356	0.125	0.627	0.346~1.138
5 000~6 999	−0.756	0.305	6.140	0.013	0.470	0.258~0.854
7 000~8 999	−0.761	0.307	6.136	0.013	0.467	0.256~0.853
9 000~10 999	−1.060	0.313	11.489	0.001	0.347	0.188~0.640
≥11 000	−1.239	0.322	14.749	<0.001	0.290	0.154~0.545
职务			7.940	0.019		
一般工作人员	—	—	—	—	—	1.000
班组长	−0.307	0.247	1.539	0.215	0.736	0.453~1.195
中层干部	−0.562	0.217	6.728	0.009	0.570	0.373~0.872
岗位			40.180	<0.001		
外操工	—	—	—	—	—	—
内操工	0.032	0.114	0.078	0.780	1.032	0.826~1.291
班长	−0.202	0.275	0.539	0.463	0.817	0.476~1.402
基层管理人员	−0.202	0.182	1.237	0.266	0.817	0.572~1.167
化验分析员	−0.246	0.184	1.774	0.183	0.782	0.545~1.123
机关人员	−0.635	0.210	9.163	0.002	0.530	0.351~0.799
后勤辅助等其他人员	−0.614	0.190	10.472	0.001	0.541	0.373~0.785
消防人员	−1.343	0.271	24.568	<0.001	0.261	0.154~0.444

续表

组别	偏回归系数	标准误	Wald χ^2 值	P 值	OR 值	95%CI 值
岗位工龄/年			7.903	0.048		
<10	—	—	—	—	—	1.000
10～19	0.232	0.104	5.032	0.025	1.262	1.030～1.545
20～29	−0.047	0.117	0.164	0.686	0.954	0.758～1.200
≥30	0.164	0.138	1.413	0.235	1.178	0.899～1.543
每周工作时间/小时			96.127	<0.001		
≤40	—	—	—	—	—	1.000
41～48	0.550	0.108	26.027	<0.001	1.732	1.403～2.140
49～54	0.786	0.145	29.454	<0.001	2.195	1.653～2.916
>54	1.045	0.119	77.345	<0.001	2.844	2.253～3.590
是否倒班						
否	—	—	—	—	—	1.000
是	0.880	0.136	42.066	<0.001	2.411	1.848～3.145

注：(1)因变量赋值：无职业紧张=0(参照)，有职业紧张=1。(2)自变量赋值：①性别：男性=1,女性=2；②年龄(哑变量)：<30=1(参照),30～39=2,40～49=3,50～60=4；③最高学历(哑变量)：初中及以下=1(参照),高中或中专=2,大专或高职=3,大学本科=4,研究生及以上=5；④婚姻状况(哑变量)：未婚=1(参照),已婚住在一起=2,已婚分居两地=3,离婚或丧偶=4；⑤平均月收入(元)(哑变量)：<3 000=1(参照),3 000～4 999=2,5 000～6 999=3,7 000～8 999=4,9 000～10 999=5,11 000 元及以上=6；⑥职务(哑变量)：一般工作人员=1(参照),班组长=2,中层干部=3,公司领导层=4；⑦每周工作时间(小时)(哑变量)：≤40=1,41～48=2,49～54=3,>54=4；⑧岗位工龄(年)(哑变量)：<10=1(参照),10～19=2,20～29=3,≥30=4；⑨倒班：否=1,是=2。

探究研究对象的职业紧张状况及其影响因素发现，性别、年龄、学历、月平均收入、每周工作时间、职务、岗位、工龄、倒班是职业紧张的影响因素（$P<0.01$）。男性的职业紧张高于女性（$P<0.01$），可能因为男性在工作中付出高于女性，所面临的升职、加薪要求也较高，而获得回报并没有相应地增加，因此更容易产生职业紧张。学历为初中及以下者职业紧张高于其他员工（$P<0.01$），低学历在一定程度上面临着更多学习技能与岗位操作上的压力，长时间负面情绪堆积，更易产生职业紧张。月均收入＜3 000 元者职业紧张高于其他员工（$P<0.01$），在工作中较低收入的员工，其获得组织与回报水平较低，工作积极性较低，更容易产生职业紧张。每周工作时间＞54 小时者发生职业紧张的风险更高（$P<0.01$）。目前公认，超时工作是职业紧张的危险因素之一。长期处于超时工作状态的工作人员，缺乏业余时间，较少获得运动和休闲活动等

缓解职业紧张的应对资源。职务为一般工作人员的职业紧张最高（$P<0.01$），前文工作压力来源调查显示，认为压力来自各种考核或检查较多占比 86.7%，基层人员不仅体力劳动居多，还面临着岗位晋升、大量考核检查等压力，更易产生职业紧张。外操工、内操工、班长等一线作业人员普遍职业紧张较高（$P<0.01$），工作压力来源分析显示，认为岗位存在职业危害因素占比 49.8%，工作环境不理想占比 33.3%，由于一线现场面临高温、有害化学物质等职业性危害因素，员工时刻绷紧安全的弦，精神上高度紧张，造成工作压力剧增。倒班工作者职业紧张发生风险高于不倒班工作者（$P<0.01$），这可能是由于轮班工作干扰了人体正常的生理昼夜节律，导致员工睡眠时间减少，身体和精神状态变差，更容易产生职业紧张。

3. 职业紧张早期健康效应

（1）早期健康效应检出率

职业紧张早期健康效益包括抑郁症状、焦虑、低生活满意度、失眠、疲劳蓄积、肌肉骨骼疾患等。员工的抑郁症状检出率为 44.4%（1 670/3 763，总分≥10 分），焦虑症状检出率为 35.6%（1 338/3 763），低生活满意度检出率为 53.6%（2 016/3 763），失眠症状检出率为 41.1%（1 548/3 763），疲劳蓄积检出率为 63.2%（2 377/3 763），肌肉骨骼疾患检出率为 78.0%（2 934/3 763），抑郁症状总分为（10.04±6.00）分，焦虑症状总分为（46.04±12.78）分，生活满意度总分为（11.84±6.39）分，肌肉骨骼疾患总分为（3.47±3.17）分。详见表 2.3.4。

表 2.3.4 职业紧张早期健康效益检查率

健康消极因素		人数	构成比/%
抑郁症状	无	616	16.4
	轻度	1 477	39.3
	中度	828	22.0
	中重度	532	14.1
	重度	310	8.2
生活满意度	低	2 016	53.6
	高	1 747	46.4
自感症状	Ⅰ级	700	18.6
	Ⅱ级	842	22.4
	Ⅲ级	1 548	41.1
	Ⅳ级	673	17.9

续表

健康消极因素		人数	构成比/%
工作状况	A级	936	24.9
	B级	918	24.4
	C级	1 035	27.5
	D级	874	23.2
工作负担度	低	1 386	36.8
	较高	761	20.2
	高	842	22.4
	非常高	774	20.6
疲劳蓄积	否	1 386	36.8
	是	2 377	63.2
肌肉骨骼疾患	否	829	22.0
	是	2 934	78.0
失眠症状	否	2 215	58.9
	是	1 548	41.1
焦虑症状	否	2 425	64.4
	是	1 338	35.6

（2）不同特征及职业紧张程度对健康效应检出率的影响

不同学历、婚姻状况、平均月收入、职务、岗位工龄、是否倒班、是否职业紧张员工间所有症状检出率差异均有统计学意义（$P<0.05$）；男性检出率除肌肉骨骼疾患症状外均高于女性，40～49岁、已婚分居两地、月收入<3 000元、职务为班组长的员工在所有症状检出率中较高。岗位工龄为20～29年、倒班的人群在所有症状中检出率均较高；不同每周工作时间的员工间抑郁症状、低生活满意度、疲劳蓄积症状检出率差异有统计学意义（$P<0.05$），每周工作时间>54小时的员工检出率最高；职业紧张程度越高，各症状的检出率均升高。详见表2.3.5。

表 2.3.5 不同特征员工职业紧张程度对健康效应检出率比较

组别	人数	抑郁症状 人数(比例/%)	焦虑症状 人数(比例/%)	低生活满意度 人数(比例/%)	失眠症状 人数(比例/%)	疲劳蓄积 人数(比例/%)	肌肉骨骼疾患 人数(比例/%)
性别							
男	3 046	1 404(46.1)	1 134(37.2)	1 689(55.4)	1 274(41.8)	2 025(66.5)	2 336(76.7)
女	717	266(37.1)	204(28.5)	327(45.6)	274(38.2)	352(49.1)	598(83.4)
χ^2 值		19.021	19.513	22.608	3.125	75.414	15.224
P 值		<0.001	<0.001	<0.001	0.077	<0.001	<0.001
年龄/岁							
<30	403	145(36.0)	102(25.3)	164(40.7)	151(37.5)	241(59.8)	261(64.8)
30～39	459	190(41.4)	143(31.2)	235(51.2)	179(39.0)	322(70.2)	339(73.9)
40～49	1 307	631(48.3)	516(39.5)	779(59.6)	560(42.8)	872(66.7)	1 090(83.4)
50～60	1 594	704(44.2)	577(36.2)	838(52.6)	658(41.3)	942(59.1)	1 244(78.0)
χ^2 值		21.254	31.412	47.656	4.697	30.022	67.853
P 值		<0.001	<0.001	<0.001	0.195	<0.001	<0.001
学历							
初中及以下	161	73(45.3)	74(46.0)	89(55.3)	93(57.8)	106(65.8)	123(76.4)
高中或中专	1 202	622(51.7)	520(43.3)	717(59.7)	595(49.5)	819(68.1)	988(82.2)
大专或高职	1 171	555(47.4)	427(36.5)	631(53.9)	490(41.8)	754(64.4)	916(78.2)
大学本科	992	366(36.9)	278(28.0)	482(48.6)	308(31.0)	570(57.5)	747(75.3)
研究生及以上	237	54(22.8)	39(16.5)	97(40.9)	62(26.2)	128(54.0)	160(67.5)
χ^2 值		98.093	101.468	43.229	116.998	36.437	31.979
P 值		<0.001	<0.001	<0.001	<0.001	<0.001	<0.001

续表

组别	人数	抑郁症状 人数(比例/%)	焦虑症状 人数(比例/%)	低生活满意度 人数(比例/%)	失眠症状 人数(比例/%)	疲劳蓄积 人数(比例/%)	肌肉骨骼疾患 人数(比例/%)
婚姻状况							
未婚	374	139(37.2)	96(25.7)	161(43.0)	144(38.5)	222(59.4)	249(66.6)
已婚住在一起	3 052	1 349(44.2)	1 089(35.7)	1 635(53.6)	1 233(40.4)	1 924(63.0)	2 407(78.9)
已婚分居两地	76	49(64.5)	33(43.4)	51(67.1)	42(55.3)	58(76.3)	63(82.9)
离婚或丧偶	261	133(51.0)	120(46.0)	169(64.8)	129(49.4)	173(66.3)	215(82.4)
χ^2值		24.932	30.399	35.364	15.424	9.090	33.709
P值		<0.001	<0.001	<0.001	<0.001	0.028	<0.001
平均月收入/元							
<3 000	59	35(59.3)	37(62.7)	42(71.2)	32(54.2)	41(69.5)	49(83.1)
3 000~4 999	635	295(46.5)	275(43.3)	368(58.0)	279(43.9)	359(56.5)	516(81.3)
5 000~6 999	891	441(49.5)	359(40.3)	482(54.1)	378(42.4)	554(62.2)	716(80.4)
7 000~8 999	896	424(47.3)	332(37.1)	475(53.0)	400(44.6)	603(67.3)	700(78.1)
9 000~10 999	729	299(41.0)	215(29.5)	384(52.7)	292(40.1)	497(68.2)	545(74.8)
11 000元及以上	553	176(31.8)	120(21.7)	265(47.9)	167(30.2)	323(58.4)	408(73.8)
χ^2值		57.680	103.268	19.808	39.071	33.209	17.888
P值		<0.001	<0.001	0.001	<0.001	<0.001	0.003
职务							
一般工作人员	2 962	1 353(45.7)	1 095(37.0)	1 591(53.7)	1 248(42.1)	1 854(62.6)	2 303(77.8)
班组长	553	260(47.0)	209(37.8)	327(59.1)	241(43.6)	403(72.9)	462(83.5)
中层干部	248	57(23.0)	34(13.7)	98(39.5)	59(23.8)	120(48.4)	169(68.1)
χ^2值		49.575	55.441	26.596	33.397	46.106	24.023
P值		<0.001	<0.001	<0.001	<0.001	<0.001	<0.001

续表

组别	人数	抑郁症状 人数(比例/%)	焦虑症状 人数(比例/%)	低生活满意度 人数(比例/%)	失眠症状 人数(比例/%)	疲劳蓄积 人数(比例/%)	肌肉骨骼疾患 人数(比例/%)
岗位工龄/年							
<10	1 743	705(40.4)	527(30.2)	866(49.7)	665(38.2)	1 062(60.9)	1 307(75.0)
10~19	861	391(45.4)	333(38.7)	484(56.2)	353(41.0)	572(66.4)	694(80.6)
20~29	693	351(50.6)	281(40.5)	407(58.7)	318(45.9)	463(66.8)	577(83.3)
≥30	466	223(47.9)	197(42.3)	259(55.6)	212(45.5)	280(60.1)	356(76.4)
χ^2值		24.605	41.911	21.175	16.529	13.558	24.483
P值		<0.001	<0.001	<0.001	0.001	0.004	<0.001
每周工作时间/小时							
≤40	2 349	997(42.4)	807(34.4)	1 215(51.7)	947(40.3)	1 376(58.6)	1 842(78.4)
41~48	565	268(47.4)	212(37.5)	319(56.5)	240(42.5)	372(65.8)	433(76.6)
49~54	300	134(44.7)	104(34.7)	148(49.3)	119(39.7)	205(68.3)	220(73.3)
>54	549	271(49.4)	215(39.2)	334(60.8)	242(44.1)	424(77.2)	439(80.0)
χ^2值		11.234	5.651	18.940	3.307	73.113	5.882
P值		0.011	0.130	<0.001	0.347	<0.001	0.118
倒班							
否	1 722	559(32.5)	421(24.4)	785(45.6)	500(29.0)	797(46.3)	1 298(75.4)
是	2 041	1 111(54.4)	917(44.9)	1 231(60.3)	1 048(51.3)	1 580(77.4)	1 636(80.2)
χ^2值		182.666	170.974	81.444	192.008	389.015	12.420
P值		<0.001	<0.001	<0.001	<0.001	<0.001	<0.001
职业紧张程度							
无	2 620	818(31.2)	598(22.8)	1 147(43.8)	831(31.7)	1 348(51.5)	1 927(73.5)
低	607	403(66.4)	362(59.6)	435(71.7)	345(56.8)	523(86.2)	524(86.3)
中	256	198(77.3)	159(62.1)	187(73.0)	161(62.9)	235(91.8)	224(87.5)
高	280	251(89.6)	219(78.2)	247(88.2)	211(75.4)	271(96.8)	259(92.5)
χ^2值		648.020	640.100	355.048	343.227	518.744	102.429
P值		<0.001	<0.001	<0.001	<0.001	<0.001	<0.001

(3) 职业紧张对早期健康效应影响 Logistic 回归分析

以职业紧张为自变量，以性别、年龄、学历等个体特征为协变量，分别以是否发生抑郁症状、焦虑、低生活满意度、失眠、疲劳积蓄、肌肉骨骼疾患为因变量进行多因素 Logistic 回归分析，结果显示职业紧张是抑郁症状、焦虑、低生活满意度、失眠、疲劳积蓄、肌肉骨骼疾患的影响因素，职业紧张程度越高，发生抑郁症状、焦虑、低生活满意度、失眠、疲劳积蓄、肌肉骨骼疾患的风险越大（$P<0.01$）。详见表 2.3.6。

表 2.3.6 调查对象职业紧张对早期健康效应的影响

组别	偏回归系数	标准误	Wald χ^2 值	P 值	OR 值	95%CI 值
抑郁症状						
职业紧张程度			393.227	<0.001		
无	—	—	—	—	—	1.000
轻	1.302	0.099	171.970	<0.001	3.677	3.027~4.467
中	1.846	0.159	135.026	<0.001	6.336	4.641~8.651
重	2.673	0.205	170.264	<0.001	14.478	9.691~21.631
焦虑症状						
职业紧张程度			416.680	<0.001		
无	—	—	—	—	—	1.000
轻	1.464	0.098	221.201	<0.001	4.324	3.565~5.244
中	1.506	0.142	113.269	<0.001	4.511	3.418~5.953
重	2.262	0.157	206.897	<0.001	9.607	7.058~13.076
低生活满意度						
职业紧张程度			229.540	<0.001		
无	—	—	—	—	—	1.000
轻	1.050	0.102	106.547	<0.001	2.857	2.341~3.487
中	1.091	0.150	53.061	<0.001	2.977	2.220~3.993
重	2.097	0.194	116.626	<0.001	8.145	5.566~11.918
失眠症状						
职业紧张程度			220.501	<0.001		
无	—	—	—	—	—	1.000
轻	0.896	0.095	88.996	<0.001	2.450	2.034~2.952
中	1.128	0.140	65.248	<0.001	3.089	2.349~4.061
重	1.665	0.149	124.414	<0.001	5.284	3.944~7.080

续表

组别	偏回归系数	标准误	Wald χ^2 值	P 值	OR 值	95%CI 值
疲劳蓄积						
职业紧张程度			277.342	<0.001		
无	—	—	—	—	—	1.000
轻	1.578	0.130	146.331	<0.001	4.844	3.752～6.255
中	2.195	0.239	84.043	<0.001	8.978	5.615～14.353
重	2.971	0.347	73.469	<0.001	19.516	9.893～38.499
肌肉骨骼疾患						
职业紧张程度			82.378	<0.001		
无	—	—	—	—	—	1.000
轻	0.786	0.129	36.987	<0.001	2.196	1.704～2.829
中	0.875	0.198	19.603	<0.001	2.399	1.628～3.534
重	1.480	0.236	39.484	<0.001	4.394	2.769～6.971

注：(1)因变量赋值：未发生抑郁症状＝0，发生抑郁症状＝1；焦虑症状无＝0，有＝1；高生活满意度＝0，低生活满意度＝1；未发生失眠症状＝0，发生失眠症状＝1；肌肉骨骼疾患阴性＝0，阳性＝1；疲劳蓄积无＝0，有＝1。(2)自变量赋值：无职业紧张＝0(参照)，轻度职业紧张＝1，中度职业紧张＝2，重度职业紧张＝3。(3)协变量赋值：①性别：男性＝1，女性＝2；②年龄(哑变量)：<30＝1(参照)，30～39＝2，40～49＝3，50～60＝4；③最高学历(哑变量)：初中及以下＝1(参照)，高中或中专＝2，大专或高职＝3，大学本科＝4，研究生及以上＝5；④婚姻状况(哑变量)：未婚＝1(参照)，已婚住在一起＝2，已婚分居两地＝3，离婚或丧偶＝4；⑤平均月收入(元)(哑变量)：<3 000＝1(参照)，3 000～4 999＝2，5 000～6 999＝3，7 000～8 999＝4，9 000～10 999＝5，11 000元及以上＝6；⑥职务(哑变量)：一般工作人员＝1(参照)，班组长＝2，中层干部＝3，公司领导层＝4；⑦每周工作时间(小时)(哑变量)：≤40＝1，41～48＝2，49～54＝3，>54＝4；⑧岗位工龄(年)(哑变量)：<10＝1(参照)，10～19＝2，20～29＝3，≥30＝4。

职业紧张早期健康效应检出率显示，40～49岁、低学历、低收入、离婚或已婚分居两地、长工时、较长工龄、职务为班组长、倒班的人群的健康效应检出率更高，可能是因为40～49岁这一年龄段属于工作以及家庭的主力军，需要同时兼顾工作以及扶养老人、照顾小孩的任务，压力更大，心理问题检出率高，并且年龄上身体各项机能逐渐退化，生理疲劳的恢复也会减弱。现代社会企业对高学历以及人才较为重视，学历较高的员工职务较高并且日常体力工作较少，而学历较低者则相反，重体力劳动加剧了疲劳的蓄积和各种生理损害，并且低职务面临岗位的晋升，竞争也更大，心理精神方面的紧张也更严重，一定程度上加剧了健康效应的检出。长工时、较长工龄人群在接触工作中的各种危险因素时，随着工作时间的增加，对于不良姿势的应对以及休息恢复都会减弱，心理压力以及生理的损害也会持续累积，更易出现早期健康效应。班组长人群处于"夹层"位置，需要同时面对上级和下级之间繁忙、复杂的协调工作，容易产生更严重的紧张情绪、心理压力和疲劳加剧。倒班制度打乱了工人正常作息时间，直接影响工人体力以及脑力的休息恢复，疲劳状态下导致各健康效应检出率升高。

职业紧张与早期健康效应影响分析显示，职业紧张是抑郁症状、焦虑症状、低生活满意度、失眠、疲劳积蓄、肌肉骨骼疾患的影响因素，职业紧张程度越高，发生抑郁症状、焦虑症状、失眠、疲劳积蓄、肌肉骨骼疾患的风险越大（$P<0.01$）。说明职业紧张可增加抑郁症状、焦虑症状等心理疾患的发病风险。抑郁症状和焦虑症状是一种负性的情绪体验，是一类较严重的心理健康问题。员工的要求与付出较高，高于自身能力的工作要求，获得的回报低，势必会造成职业紧张程度较高。长期的职业紧张危害下，容易产生消极情绪，长时间的消极情绪得不到缓解，进而产生抑郁症状和焦虑症状。职业紧张还可能导致与肌肉骨骼疾患有关的生理和主观感受的变化，从而增加肌肉疲劳和肌肉骨骼疾患的敏感性。可见，如何降低职业紧张是减少抑郁和焦虑症状等心理疾患的关键。

四、员工焦虑症状及影响因素

采用 Zung 于 1971 年编制的"焦虑自评量表"（Self-rating Anxiety Scale，SAS）评估调查对象的焦虑状态。该量表由 20 个条目组成，各条目采用 Likert 4 点评分法：从"没有或很少时间有"到"绝大部分或全部时间都有"依次记为 1~4 分。20 个条目中有 15 个条目按上述顺序评分，其余 5 项（第 5、9、13、17、19 项）采用反向计分，各条目得分相加为总粗分，总粗分乘以 1.25 得标准分。根据中国常模结果，SAS 标准分≥50 分者定义为焦虑，其中 50~59 分者定义为轻度焦虑，60~69 分者定义为中度焦虑，70 分及以上者定义为重度焦虑。本次调查中 SAS 量表的 Cronbach's α 系数为 0.919。

1. 不同特征员工焦虑症状检出情况比较

比较不同个体特征的员工焦虑症状总分，结果显示，不同性别、年龄、学历、婚姻状况、月均收入、职务、岗位、每周工作时间、岗位工龄、是否倒班的人群焦虑症状差异均有统计学意义（$P<0.05$），男性、41~50 岁、学历为初中以及下、已婚分居两地、月均收入<3000 元、职务为一般工作人员、岗位为外操工、每周工作时间>54 小时、岗位工龄≥30 年、轮班工作者其焦虑总分最高。

不同个体特征的员工焦虑症状检出率比较，结果显示，不同性别、学历、婚姻状况、月平均收入、职务、岗位、岗位工龄、是否倒班的人群焦虑症状检出率差异均有统计学意义（$P<0.05$）。性别中，男性的焦虑症状检出率最高，占比 38.3%；学历中，初中及以下的焦虑症状检出率最高，占比 46.8%；婚姻状况中，已婚分居两地的人群焦虑症状检出率最高，占比 46.2%；月平均收入中，<3 000 元的焦虑症状检出率最高，占比 65.4%；职务中，一般工作人员焦虑症状检出率最高，占比 38.4%；岗位中，外操工焦虑症状检出率最高，占比 53.2%；岗位工龄中，≥30 年的焦虑症状检出率最高，占比 42.5%；轮班工作者的焦虑症状检出率高于非轮班工作者，占比 47.2%。详见表 2.3.7。

表 2.3.7 不同特征员工焦虑状况比较

组别		焦虑总分 ($\bar{x}\pm s$)	t/F	P	焦虑人数（比例/%）	χ^2	P
性别	男性	46.73±13.08	4.938	<0.001	1 009(38.3)	20.185	<0.001
	女性	44.11±11.59			177(28.6)		
年龄/岁	≤30	45.09±11.75	4.874	0.002	78(33.2)	7.553	0.056
	31~40	44.29±11.94			132(31.4)		
	41~50	46.80±13.00			512(38.2)		
	51~60	46.49±13.12			464(36.9)		
学历	初中及以下	49.93±13.42	32.162	<0.001	66(46.8)	80.424	<0.001
	高中或中专	48.42±13.39			470(42.9)		
	大专或高职	46.75±13.00			380(38.1)		
	本科	43.37±11.48			244(28.7)		
	硕士及以上	40.20±9.32			26(15.7)		
婚姻状况	未婚	45.20±12.45	5.545	0.001	62(32.6)	13.290	0.004
	已婚住在一起	46.02±12.80			984(35.7)		
	已婚分居两地	51.00±14.05			30(46.2)		
	离异/丧偶	48.20±13.06			110(45.6)		
月平均收入/元	<3 000	54.40±14.63	22.729	<0.001	34(65.4)	86.193	<0.001
	3 000~4 999	47.96±13.51			236(42.0)		
	5 000~6 999	47.30±13.09			315(40.4)		
	7 000~8 999	47.37±12.66			294(40.1)		
	9 000~10 999	44.94±12.16			194(31.3)		
	≥11 000	41.76±11.19			113(22.3)		
职务	一般工作人员	46.86±13.17	38.285	<0.001	970(38.4)	58.260	<0.001
	班组长	46.27±11.60			188(37.2)		
	中层干部	39.06±9.19			28(12.7)		
岗位	外操工	51.50±14.53	51.329	<0.001	376(53.2)	227.431	<0.001
	内操工	49.28±12.91			258(45.6)		
	班长	47.42±11.68			169(40.9)		
	基层管理人员	42.21±10.32			150(23.1)		
	化验分析员	45.06±12.74			61(33.9)		
	机关人员	39.61±10.43			62(17.0)		
	后勤辅助等其他人员	44.21±11.09			78(28.3)		
	消防人员	44.72±11.44			32(33.0)		

续表

组别		焦虑总分 ($\bar{x}\pm s$)	t/F	P	焦虑人数(比例/%)	χ^2	P
每周工作时间/小时	≤40	45.75±12.40	5.017	0.002	715(35.5)	4.804	0.187
	41~48	46.37±12.83			189(38.0)		
	49~54	45.94±12.94			88(34.1)		
	≥54	48.26±14.41			194(40.2)		
岗位工龄/年	<5	43.65±12.01	12.567	<0.001	215(28.0)	35.825	<0.001
	5~9	46.10±12.64			239(36.5)		
	10~19	46.76±13.33			307(38.3)		
	20~29	47.79±12.61			251(40.5)		
	≥30	48.36±13.39			174(42.5)		
轮班	否	42.29±10.95	−17.258	<0.001	365(24.1)	186.835	<0.001
	是	49.66±13.39			821(47.2)		

2. 员工焦虑症状影响因素分析

以单因素分析中 $P<0.05$ 的变量为自变量，以是否发生焦虑症状为因变量进行多因素 Logistic 回归分析，结果显示，性别、月平均收入、职务、岗位、轮班是焦虑症状的影响因素，差异均有统计学意义（$P<0.05$）。性别以男性为参照，女性焦虑症状检出风险低于男性（$P<0.05$，$OR=0.691$，$95\%CI$：$0.555\sim0.859$）；月平均收入以<3 000 元者为参照，3 000 元以上者焦虑症状检出风险均低于<3 000 元者（$P<0.05$）；职务以一般工作人员为参照，班组长、中层干部焦虑症状检出风险低于一般工作人员（$P<0.05$）；岗位以外操工为参照，基层管理人员、化验分析员、机关人员、后勤辅助等其他人员、消防人员焦虑症状检出风险均低于外操工（$P<0.05$），内操工、班长与外操工的焦虑症状检出风险无差别（$P>0.05$）；轮班以不轮班为参照，轮班者焦虑症状检出风险高于非轮班者（$P<0.05$，$OR=1.694$，$95\%CI$：$1.306\sim2.196$）。男性、月平均收入<3 000 元、一般工作人员、外操工、轮班工作者焦虑症状检出的风险最高（$P<0.05$）。详见表 2.3.8。

表 2.3.8 调查对象焦虑症状影响因素 logistic 回归分析

变量		偏回归系数	标准误	Wald χ^2	P	OR	$95\%CI$
性别	男性			—		1.000	
	女性	−0.370	0.111	11.053	0.001	0.691	0.555~0.859

续表

变量		偏回归系数	标准误	Wald χ^2	P	OR	95%CI
学历	初中及以下	—				1.000	
	高中/中专	0.077	0.191	0.164	0.686	1.080	0.734~1.571
	大专/高职	0.199	0.197	1.018	0.313		0.829~1.794
	本科	0.346	0.215	0.108	0.108	1.413	0.927~2.154
	研究生及以上	−0.016	0.309	0.003	0.960	0.985	0.537~1.806
婚姻状况	未婚	—	—	—		1.000	—
	已婚住在一起	0.94	0.178	0.276	0.599	1.098	0.774~1.558
	已婚两地分居	0.569	0.316	3.247	0.072	1.767	0.951~3.282
	丧偶/离婚	0.379	0.224	2.877	0.090	1.461	0.943~2.265
月平均收入/元	<3 000	—	—	—	—	1.000	
	3 000~4 999	−1.126	0.320	12.415	<0.001	0.324	0.173~0.607
	5 000~6 999	−1.334	0.321	17.249	<0.001	0.264	0.140~0.494
	7000~8999	−1.444	0.324	19.387	<0.001	0.236	0.125~0.446
	9 000~10 999	−1.817	0.330	30.340	<0.001	0.163	0.085~0.310
	≥11 000	−1.957	0.339	33.359	<0.001	0.141	0.073~0.274
职务	一般工作人员					1.000	
	班组长	−0.551	0.254	4.696	0.030	0.576	0.35~0.949
	中层干部	−0.536	0.229	5.452	0.020	0.585	0.373~0.918
岗位	外操工					1.000	
	内操工	−0.226	0.118	3.661	0.056	0.798	0.633~1.006
	班长	0.183	0.281	0.423	0.516	1.201	0.692~2.083
	基层管理人员	−0.610	0.177	11.916	0.001	0.543	0.384~0.768
	化验分析员	−0.575	0.190	9.167	0.002	0.563	0.388~0.817
	机关人员	−1.082	0.201	28.883	<0.001	0.339	0.228~0.503
	后勤辅助等其他人员	−0.855	0.186	21.036	<0.001	0.425	0.295~0.613
	消防人员	−1.043	0.258	16.326	<0.001	0.353	0.213~0.585
岗位工龄/年	<5	—	—	—	—	1.000	
	5~9	0.129	0.125	1.065	0.302	1.137	0.891~1.452
	10~19	0.198	0.122	2.665	0.103	1.219	0.961~1.547
	20~29	0.230	0.131	3.091	0.079	1.258	0.974~1.626
	≥30	0.267	0.148	3.244	0.072	1.306	0.977~1.745

续表

变量		偏回归系数	标准误	Wald χ^2	P	OR	95%CI
轮班	否					1.000	
	是	0.527	0.132	15.827	<0.001	1.694	1.306~2.196

注：(1)因变量赋值：焦虑症状无=0，有=1；(2)自变量赋值：同前。

五、抑郁症状及其影响因素

采用"患者健康问卷"（Patient Health Questionnaire，PHQ-9）评估调查对象的抑郁症状情况。该量表分为两部分。第一部分评估研究对象过去2周内抑郁症状情况，包括9个条目，采用Likert 4点记分法，"完全不会"记为0分，"偶尔"为1分，"一半以上"为2分，"一直如此"为3分，各条目得分相加即为总分。分值越高，表示抑郁症状程度越严重，总分≥10分者判定为有抑郁症状。按抑郁程度分类：总分≤4，定义为无；5~9，定义为轻度；10~14，定义为中度；15~19，定义为中重度；20~27，定义为重度。第二部分调查研究对象的社会功能受损状况，由1个条目构成，从"毫无影响"到"极大影响"分别记为0~3分，分值越高，表明社会功能受损情况越严重。本次调查中PHQ-9问卷的Cronbach's α 系数为0.928。

1. 不同特征员工抑郁症状检出情况比较

比较不同个体特征的员工抑郁症状总分，结果显示，不同性别、年龄、学历、婚姻状况、月平均收入、职务、岗位、每周工作时间、岗位工龄、是否倒班的人群抑郁症状总分差异均有统计学意义（$P<0.05$），男性、41~50岁、学历为高中或中专、已婚分居两地、月均收入<3 000元、职务为一般工作人员、岗位为外操工、每周工作时间>54小时、岗位工龄20~29年、轮班工作者其抑郁症状总分最高。

比较不同个体特征的员工抑郁症状检出率，结果显示，不同性别、年龄、学历、婚姻状况、月平均收入、职务、岗位、每周工作时间、岗位工龄、是否倒班的人群抑郁症状检出率差异均有统计学意义（$P<0.05$）。性别中，男性的抑郁症状检出率最高，占比47.0%；年龄中，41~50岁员工的抑郁症状检出率最高，占比47.7%；学历中，高中或中专学历的员工抑郁症状检出率最高，占比51.5%；婚姻状况中，已婚分居两地的员工抑郁症状检出率最高，占比66.2%；月平均收入中，<3 000元员工的抑郁症状检出率最高，占比61.5%；职务中，班组长抑郁症状检出率最高，占比48.0%；岗位中，外操工抑郁症状检出率最高，占比60.8%；每周工作时间中，>54小时的抑郁症状检出率最高，占比49.5%；岗位工龄中，20~29年员工的抑郁症状检出率最高，占比50.2%；轮班工作者的抑郁症状检出率高于非轮班工作者，占比56.5%。详见表2.3.9。

表 2.3.9 不同特征员工抑郁症状状况比较

组别		抑郁症状总分($\bar{x}\pm s$)	t/F	P	抑郁症状数（比例/%）	χ^2	P
性别	男性	10.36±6.08	5.435	<0.001	1 238(47.0)	19.349	<0.001
	女性	8.97±5.65			230(37.2)		
年龄/岁	≤30	9.42±5.91	3.560	0.014	92(39.1)	7.882	0.049
	31~40	9.88±5.61			184(43.8)		
	41~50	10.49±6.25			639(47.7)		
	51~60	9.89±5.91			553(44.0)		
学历	初中及以下	10.29±6.24	20.050	<0.001	65(46.1)	76.529	<0.001
	高中或中专	10.91±6.32			564(51.5)		
	大专或高职	10.51±6.10			486(48.7)		
	本科	8.99±5.48			313(36.8)		
	硕士及以上	7.78±4.48			40(24.1)		
婚姻状况	未婚	9.87±5.89	7.813	<0.001	78(41.1)	15.849	0.001
	已婚住在一起	9.97±5.96			1 226(44.5)		
	已婚分居两地	13.12±6.28			43(66.2)		
	离异/丧偶	10.99±6.49			121(50.2)		
月平均收入/元	<3 000	11.96±6.25	12.949	<0.001	32(61.5)	54.997	<0.001
	3 000~4 999	10.31±6.58			253(45.0)		
	5 000~6 999	10.57±6.04			389(49.9)		
	7 000~8 999	10.82±6.12			366(49.9)		
	9 000~10 999	9.70±5.73			265(42.8)		
	≥11 000	8.41±5.12			163(32.2)		
职务	一般工作人员	10.37±6.20	32.136	<0.001	1 173(46.5)	45.141	<0.001
	班组长	10.08±5.40			243(48.0)		
	中层干部	7.02±4.32			52(23.5)		
岗位	外操工	12.43±6.69	46.505	<0.001	430(60.8)	229.075	<0.001
	内操工	11.80±6.25			326(57.6)		
	班长	10.38±5.38			208(50.4)		
	基层管理人员	8.45±4.89			223(34.4)		
	化验分析员	9.34±5.83			66(36.7)		
	机关人员	7.48±4.98			88(24.2)		
	后勤辅助等其他人员	8.65±5.42			95(34.4)		
	消防人员	8.42±5.54			32(33.0)		

续表

组别		抑郁症状总分($\bar{x}\pm s$)	t/F	P	抑郁症状数（比例/%）	χ^2	P
每周工作时间/小时	≤40	9.82±5.91	4.577	<0.001	871(43.2)	8.175	0.043
	41~48	10.41±5.99			236(47.5)		
	49~54	10.26±6.32			122(47.3)		
	≥54	10.69±6.42			239(49.5)		
岗位工龄/年	<5	9.05±5.64	8.093	<0.001	294(38.3)	22.799	<0.001
	5~9	10.21±6.07			303(46.5)		
	10~19	10.43±6.04			363(45.3)		
	20~29	10.62±6.03			311(50.2)		
	≥30	10.47±6.38			197(48.2)		
倒班	否	8.31±5.00	−16.732	<0.001	486(32.1)	194.550	<0.001
	是	11.66±6.39			982(56.5)		

2. 员工抑郁症状影响因素分析

以单因素分析中 $P<0.05$ 的变量为自变量，以是否发生抑郁症状为因变量进行多因素 Logistic 回归分析，结果显示，性别、年龄、学历、婚姻状况、月平均收入、职务、岗位、每周工作时间、轮班是抑郁症状的影响因素，差异均有统计学意义（$P<0.05$）。性别以男性为参照，女性抑郁症状检出风险低于男性（$P<0.05$，$OR=0.781$，95%CI：0.628~0.973）；年龄以≤30 岁为参照，31~40 岁、41~50 岁抑郁症状检出风险均高于≤30 岁（$P<0.05$），41~50 岁抑郁症状检出风险最高（$OR=1.696$，95%CI：1.145~2.512），51~60 岁与≤30 岁抑郁症状检出风险无差异（$P>0.05$）；学历以初中及以下为参照，高中或中专、大专或高职、本科学历抑郁症状检出风险均高于初中及以下（$P<0.05$），大专/高职学历的抑郁症状检出风险最高（$OR=1.772$，95%CI：1.195~2.626），研究生及以上与初中及以下学历抑郁症状检出风险无差异（$P>0.05$）；婚姻状况以未婚为参照，已婚分居两地的抑郁症状检出风险高于未婚（$P<0.05$，$OR=2.647$，95%CI：1.381~5.072）；月均收入以<3 000 元者为参照，3 000 元以上者抑郁症状检出风险均低于<3 000 元者（$P<0.05$）；职务以一般工作人员为参照，中层干部抑郁症状检出风险低于一般工作人员（$OR=0.661$，95%CI：0.455~0.963），班组长与一般工作人员的抑郁症状检出风险无差别（$P>0.05$）；岗位以外操工为参照，基层管理人员、化验分析员、机关人员、后勤辅助等其他人员、消防人员抑郁症状检出风险均低于外操工（$P<0.05$），内操工、班长与外操工的抑郁症状检出风险无差别（$P>0.05$）；每周工作时间以≤40 小时为参照，40 小时以上者抑郁症状检出风险均高于≤40 小时者，>54 小时者抑郁症状检出风险最高（$OR=1.924$，95%CI：1.519~2.437）；轮班以不轮班为参照，轮班者抑郁症状检出风险高于非轮班者（$P<0.05$，$OR=1.772$，$95\%CI$：$1.375\sim2.285$）。男性、41~50岁、大专/高职学历、已婚分居两地、月平均收入<3 000元、一般工作人员、外操工、每周工作时间>54小时、轮班工作者发生抑郁症状的风险最高（$P<0.05$）。详见表2.3.10。

表2.3.10 抑郁症状影响因素Logistic回归分析

	变量	偏回归系数	标准误	Wald χ^2	P	OR	$95\%CI$
性别	男性	—	—	—	—	1.000	—
	女性	-0.247	0.112	4.882	0.027	0.781	0.628~0.973
年龄/岁	≤30	—	—	—	—	1.000	—
	31~40	0.427	0.195	4.78	0.029	1.533	1.045~2.249
	41~50	0.528	0.2	6.953	0.008	1.696	1.145~2.512
	51~60	0.398	0.206	3.712	0.054	1.488	0.993~2.230
学历	初中及以下	—	—	—	—	1.000	—
	高中/中专	0.39	0.194	4.058	0.044	1.477	1.011~2.159
	大专/高职	0.5772	0.201	8.111	0.004	1.772	1.195~2.626
	本科	0.535	0.224	5.726	0.017	1.708	1.012~2.647
	研究生及以上	0.112	0.302	0.137	0.711	1.118	0.619~2.022
婚姻状况	未婚	—	—	—	—	1.000	—
	已婚,住在一起	-0.055	0.187	0.085	0.771	0.947	0.656~1.367
	已婚,两地分居	0.973	0.332	8.6	0.003	2.647	1.381~5.072
	丧偶/离婚	0.086	0.23	0.139	0.71	1.089	0.694~1.711
月平均收入/元	<3 000	—	—	—	—	1.000	—
	3 000~4 999	-0.85	0.316	7.22	0.007	0.427	0.230~0.795
	5 000~6 999	-0.791	0.317	6.22	0.013	0.453	0.243~0.844
	7 000~8 999	-0.889	0.32	7.719	0.005	0.411	0.219~0.770
	9 000~10 999	-1.225	0.325	14.22	<0.001	0.294	0.155~0.555
	≥11 000	-1.408	0.332	18.025	<0.001	0.245	0.128~0.469
职务	一般工作人员	—	—	—	—	1.000	—
	班组长	-0.042	0.226	0.035	0.852	0.959	0.616~1.493
	中层干部	-0.413	0.191	4.66	0.031	0.661	0.455~0.963

续表

	变量	偏回归系数	标准误	Wald χ^2	P	OR	95%CI
岗位	外操工	—	—	—	—	1.000	—
	内操工	−0.108	0.121	0.791	0.374	0.898	0.708~1.138
	班长	−0.33	0.256	1.654	0.198	0.719	0.435~1.189
	基层管理人员	−0.518	0.172	9.022	0.003	0.596	0.425~0.835
	化验分析员	−0.753	0.189	15.969	<0.001	0.471	0.325~0.681
	机关人员	−0.984	0.191	26.406	<0.001	0.374	0.257~0.544
	后勤辅助等其他人员	−0.775	0.181	18.355	<0.001	0.461	0.323~0.657
	消防人员	−1.525	0.26	34.37	<0.001	0.218	0.131~0.362
每周工作时间/小时	≤40	—	—	—	—	1.000	—
	41~48	0.247	0.109	5.121	0.024	1.280	1.034~1.585
	49~54	0.522	0.146	12.739	<0.001	1.686	1.266~2.246
	≥54	0.654	0.121	29.459	<0.001	1.924	1.519~2.437
岗位工龄/年	<5	—	—	—	—	1.000	—
	5~9	0.049	0.12	0.164	0.685	1.050	0.830~1.328
	10~19	−0.004	0.12	0.001	0.97	0.996	0.787~1.260
	20~29	0.201	0.131	2.371	0.124	1.223	0.947~1.581
	≥30	0.178	0.153	1.348	0.246	1.194	0.885~1.612
轮班	否	—	—	—	—	1.000	—
	是	0.572	0.13	19.945	<0.001	1.772	1.375~2.285

注：(1)因变量赋值：未发生抑郁症状＝0，发生抑郁症状＝1；(2)自变量赋值：同上表。

3. 抑郁症状在职业紧张和工作相关肌肉骨骼疾患间的中介效应

工作相关肌肉骨骼疾患（work-related musculoskeletal disorders，WMSDs）又称职业性肌肉骨骼疾患，是指由于暴露于职业场所的危险因素（如重复用力、体力负荷、接触压力、异常姿势等）而引起的以肌肉、肌腱、骨骼、神经等系统损伤为主的一系列疾患，如下背痛、颈肩痛和腕管综合征等。WMSDs 不仅会损害工作人员的健康，降低工作效率和生命质量，还会增加社会医疗负担。研究发现，不良社会心理因素如职业紧张、抑郁症状等均可增加 WMSDs 的发病风险。

采用杨磊等编制的"肌肉骨骼疾患调查问卷",对研究对象 WMSDs 的情况进行调查。量表含 9 个条目,对应 9 个部位,包括颈、肩、背、肘、腰、手腕、髋臀、膝、踝(足),调查过去 1 年内是否感到疼痛不适、麻木或活动受限等症状,症状持续时间超过 24 h,经休息后症状未能缓解,且排除外伤、残疾、其他急症或后遗症等,以及是否因此请假。选择"是"计 1 分,"否"计 0 分。总分值≥1 即判定为 WMSDs 症状阳性,分值越高代表个体 WMSDs 症状越严重。WMSDs 检出率(%)为调查人群出现任意 1 个部位或多部位 WMSDs 症状阳性的人数占该人群总人数的百分比。本研究中该量表的 Cronbach'α 系数为 0.827。

(1) 职业紧张、抑郁症状和 WMSDs 的相关性分析

WMSDs 与石化企业员工社会支持和自主性得分均呈负相关($r=-0.250$、-0.145,$P<0.05$),与组织与回报、要求与付出和抑郁症状得分均呈正相关($r=0.277$、0.195、0.457,$P<0.05$);抑郁症状与社会支持和自主性得分均呈负相关($r=-0.419$、-0.196,$P<0.05$),与组织与回报和要求与付出得分均呈正相关($r=0.540$、0.410,$P<0.05$)。详见表 2.3.11。

表 2.3.11 职业紧张、抑郁症状和 WMSDs 的 Spearman 相关分析

变量维度	职业紧张				抑郁症状
	社会支持	组织与回报	要求与付出	自主性	
WMSDs	−0.250	0.277	0.195	−0.145	0.457
职业紧张					
社会支持		−0.391	−0.126	0.171	−0.419
组织与回报			0.439	−0.132	0.540
要求与付出				−0.062	0.410
自主性					−0.196

注:表中所有数据均 $P<0.01$。

(2) 职业紧张、抑郁症状和 WMSDs 的分层回归分析

对各变量进行共线性诊断,结果显示各变量方差膨胀因子在 1.076~1.813 之间,说明变量之间不存在共线性。以年龄、性别、学历、婚姻状况、平均月收入、职务和岗位工龄等人口学特征变量为调整变量,以职业紧张和抑郁症状为自变量,WMSDs 为因变量进行分层回归分析。第 1 步,将人口学特征变量作为控制变量引入方程,结果显示年龄、性别、学历、婚姻状况、平均月收入和岗位工龄对 WMSDs 有影响且差异均有统计学意义($P<0.05$)。第 2 步,将自变量职业紧张各维度引入方程,结果显示职业紧张各维度对 WMSDs 有影响且差异均有统计学意义($P<0.001$);解释量增加了 9.50%($\Delta F=105.524$,$P<0.001$)。第 3 步,将抑郁症状引入方程,结果显示抑郁症状对 WMSDs 有影响,差异有统计学意义($P<0.001$);解释量增加 10.20%($\Delta F=$

515.61，$P<0.001$）。同时组织与回报和自主性维度对 WMSDs 影响的差异不再具有统计学意义（$P>0.05$），提示抑郁症状在职业紧张和 WMSDs 间可能存在中介效应。详见表 2.3.12。

表 2.3.12　人口学特征变量、职业紧张、抑郁症状和 WMSDs 关系的分层回归分析

变量	第1步			第2步			第3步		
	标准化回归系数	t 值	P 值	标准化回归系数	t 值	P 值	标准化回归系数	t 值	P 值
年龄	0.046	2.148	0.032	0.057	2.805	0.005	0.082	4.320	<0.001
性别	0.032	1.975	0.048	0.081	5.097	<0.001	0.087	5.873	<0.001
学历	−0.076	−3.952	<0.001	−0.043	−2.287	0.022	−0.029	−1.657	0.098
婚姻状况	0.067	3.731	<0.001	0.049	2.888	0.004	0.043	2.663	0.008
平均月收入	−0.104	−5.841	<0.001	−0.091	−5.333	<0.001	−0.073	−4.590	<0.001
职务	−0.031	−1.786	0.074	−0.007	−0.415	0.678	0.007	0.428	0.669
岗位工龄	0.050	2.597	0.009	0.030	1.647	0.100	0.022	1.255	0.210
职业紧张									
社会支持				−0.144	−8.830	<0.001	−0.043	−2.682	0.007
组织与回报				0.124	6.458	<0.001	−0.007	−0.367	0.714
要求与付出				0.147	8.167	<0.001	0.044	2.492	0.013
自主性				−0.056	−3.585	<0.001	−0.02	−1.401	0.161
抑郁症状							0.416	22.707	<0.001
F 值	32.838			61.596			107.177		
P 值	<0.001			<0.001			<0.001		
调整 R^2 值	0.056			0.151			0.253		
ΔR^2 值	0.058			0.095			0.102		

注：空白项为无数据项。

（3）抑郁症状在职业紧张和 WMSDs 间的中介效应分析

以职业紧张各维度为自变量，WMSDs 为因变量，抑郁症状为中介变量构建中介效应模型。详见图 2.3.1。采用 Bootstrap 法进行中介效应检验，结果显示，抑郁症状在职业紧张各维度即社会支持、组织与回报、要求与付出、自主性和 WMSDs 之间存在中介效应，且均为部分中介效应，中介效应值分别是 −0.123（−0.138～−0.109）、0.129（0.117～0.141）、0.157（0.141～0.173）和 −0.110（−0.139～−0.083）；中介效应百分比为 79.87%、93.48%、83.07% 和 74.32%。详见表 2.3.13。

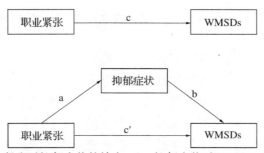

a：职业紧张对抑郁症状的效应；b：抑郁症状对 WMSDs 的效应；
c：职业紧张对 WMSDs 的总效应；c'：职业紧张对 WMSDs 的直接效应

图 2.3.1　职业紧张、抑郁症状和 WMSDs 三者关系的中介效应模型

表 2.3.13　抑郁症状在职业紧张和 WMSDs 间中介效应分析

变量	c	a	b	c'	ab(95%CI 值)	中介效应百分比/%
社会支持	−0.154[a]	−0.621[a]	0.197[a]	−0.032[a]	−0.123(−0.138～−0.109)	79.87
组织与回报	0.138[a]	0.641[a]	0.201[a]	0.009	0.129(0.117～0.141)	93.48
要求与付出	0.189[a]	0.799[a]	0.197[a]	0.032[a]	0.157(0.141～0.173)	83.07
自主性	−0.148[a]	−0.542[a]	0.203[a]	−0.038	−0.110(−0.139～−0.083)	74.32

注：a 表示 $P<0.05$；ab 为抑郁症状在职业紧张与 WMSDs 的间接效应；中介效应百分比：ab/c。

抑郁症状不同于临床诊断的抑郁症，是多种因素导致的由悲观和失望所构成的负性情绪体验，是一类较为严重的心理健康问题。WMSDs 是由多种因素联合作用导致，如个体、生物力学、机器设备、环境及社会心理因素等，而工作场所中不良姿势、异常工作环境、不符合人体工效学的设施设备和不合理劳动组织等都可能导致 WMSDs。Spearman 相关分析结果显示，WMSDs 与职业紧张的社会支持、自主性得分均呈负相关，与组织与回报、要求与付出得分均呈正相关，自主性得分越高，个体在工作中有更多自主权，可通过规划合理的工作休息间隔和改变不良姿势等有效降低 WMSDs 的发生。文献报道积极的职业态度是 WMSDs 的保护因素，相反，要求与付出得分越高，员工将面临繁重紧凑的工作任务而无法停歇，个体长期保持不良体位，受力部位血液循环迟缓，代谢产物滞留而加重 WMSDs。分层回归分析结果显示，在控制年龄、性别等人口学特征变量后，职业紧张各维度对 WMSDs 均有影响且差异均有统计学意义（$P<0.001$），解释变量增加了 9.50%，进一步说明职业紧张与 WMSDs 的发生存在直接效应。且有证据表明，职业紧张可引起肾上腺素和去甲肾上腺素释放、心率和血压等生理指标发生变化，进一步引起肌肉紧张程度增加，肌肉活动间隔缩短，从而诱发 WMSDs。在引入职业紧张四个维度变量基础上，将抑郁症状引入方程后，解释变量增 10.20%（$P<0.001$），提示职业紧张可能通过抑郁症状对 WMSDs 产生间接效应。进一步的中介效应分析发现，抑郁症状在职业紧张四个维度与 WMSDs 之间均具有一定的中介作用。处于职业紧张状态下的员工，若存在抑郁倾向，可能会漠视他人关心，减少同事间交流，拒绝躯体活动，延长静态工作时间，无法及时调

整心态应对工作压力进而加剧 WMSDs。应积极针对抑郁倾向采取干预措施，以降低 WMSDs 的发生。

综上所述，职业紧张可诱导 WMSDs 发生，亦通过抑郁症状对 WMSDs 产生影响，建议在改善异常姿势及重复用力、确保设备设施符合人体工效学原理、完善劳动组织等基础上，针对 WMSDs 的社会心理因素开展综合性干预。具体措施有：（1）在组织层面，畅通沟通渠道，营造互帮互助和谐氛围；及时了解员工的需求，开展员工心理援助计划；定期进行心理健康测试，及时发现抑郁倾向高危人群并进行专业干预。（2）在个人层面，学习维持心理健康的相关知识和技能，从源头防止不良情绪带来的生理影响；保持适当锻炼，避免长时间固定姿势、异常体位等。

六、疲劳积蓄程度调查

采用日本厚生劳动省发布的疲劳程度自我监测量表"劳动者的疲劳积蓄度自己诊断调查表"测量调查对象蓄积性疲劳的程度。该量表由两部分组成：第一部分是关于"最近 1 月间自觉症状的评价"，是对疲劳主观感觉的调查，由 13 个条目构成，各条目得分取决于 3 个选项，"几乎没有"＝0，"有时有"＝1，"经常有"＝3，13 个条目得分合计分为 4 级，0～4 分为Ⅰ级，5～10 分为Ⅱ级，11～20 分为Ⅲ级，21 分以上为Ⅳ级；第二部分是关于"最近 1 个月工作状况的评价"，是对工作状况等感受的调查，由 7 个条目构成，各条目得分取决于 3 个选项，"几乎没有"＝0，"有时有"＝1，"经常有"＝3，各条目得分的合计分为 4 级，0 分为 A 级，1～2 分为 B 级，3～5 分为 C 级，6 分及以上为 D 级。在此基础上依据表 2.3.14 测算"工作负担分数"，0～1 分为工作负担度低，2～3 分为工作负担度较高，4～5 分为工作负担度高，6～7 分为工作负担度非常高。一般认为，工作负担度分数在 2～7 分时，有疲劳积蓄的可能性，应对目前的工作状况进行改善。

表 2.3.14　工作负担度分数表

		工作状况			
		A	B	C	D
自觉症状	Ⅰ	0	0	2	4
	Ⅱ	0	1	3	5
	Ⅲ	0	2	4	6
	Ⅳ	1	3	5	7

1. 不同特征员工蓄积性疲劳检出情况

研究对象蓄积性疲劳者占 63.2%（2 377/3 763），生活满意度低者中蓄积性疲劳者占 83.7%（1 688/2 016），轮班者中蓄积性疲劳者占 77.4%（1 580/2 041）。除不同婚姻状况分组间石化企业员工蓄积性疲劳的分布差异无统计学意义（$P=0.176$）外，不同年龄、性别、学历、平均月收入、职务、岗位工龄、工时、夜班、吸烟、饮酒、体育锻炼、生活满意度和轮班分组间石化企业员工蓄积性疲劳的分布差异均有统计学意义（$P<0.001$）。详见表 2.3.15。

表 2.3.15 一般人口学特征及蓄积性疲劳分析（$n_{总}=3\,763$）

变量	人数 n（构成比/%）	蓄积性疲劳 人数 n′	比例/%	χ^2 值	P 值
年龄/岁				36.78	<0.001
≤30	443(11.8)	263	59.4		
31～40	452(12.0)	326	72.1		
41～50	1 469(39.0)	970	66.0		
≥51	1 399(37.2)	818	58.5		
性别				75.41	<0.001
男	3 046(80.9)	2 025	66.5		
女	717(19.1)	352	49.1		
学历				36.44	<0.001
初中及以下	161(4.3)	106	65.8		
高中或中专	1 202(31.9)	819	68.1		
大专或高职	1 171(31.1)	754	64.4		
大学本科	992(26.4)	570	57.5		
研究生及以上	237(6.3)	128	54.0		
婚姻状况				3.47	0.176
未婚	374(9.9)	222	59.4		
已婚	3 128(83.1)	1 982	63.4		
离婚或丧偶	261(6.9)	173	66.3		
平均月收入/元				33.21	<0.001
<3 000	59(1.6)	41	69.5		
3 000～4 999	635(16.9)	359	56.5		
5 000～6 999	891(23.7)	554	62.2		
7 000～8 999	896(23.8)	603	67.3		
9 000～10 999	729(19.4)	497	68.2		
≥11 000	553(14.7)	323	58.4		
职务				46.11	<0.001
一般工作人员	2 962(78.7)	1 854	62.6		
班组长	553(14.7)	403	72.9		
中层干部	248(6.6)	120	48.4		

续表

变量	人数 n(构成比/%)	蓄积性疲劳			
		人数 n'	比例/%	χ^2值	P 值
岗位工龄/年				29.41	<0.001
≤5	1 033(27.5)	586	56.7		
6~10	850(22.6)	573	67.4		
11~20	777(20.7)	519	66.8		
≥21	1 103(29.3)	699	63.4		
每周工作时间/小时				69.34	<0.001
≤40	2 349(62.4)	1 376	58.6		
41~50	686(18.2)	462	67.4		
51~60	527(14.0)	376	71.4		
≥61	201(5.3)	163	81.1		
夜班				357.89	<0.001
否	1 582(42.0)	723	45.7		
是	2 181(58.0)	1 654	75.8		
吸烟				42.28	<0.001
否	1 770(47.0)	997	57.9		
以前吸,现在不吸	546(14.5)	355	65.0		
是	1 447(38.5)	1025	68.9		
饮酒				28.63	<0.001
否	1 128(30.0)	640	56.7		
是	2 635(70.0)	1 737	65.9		
体育锻炼				104.73	<0.001
无	1 245(33.1)	906	72.8		
每月 1~3 次	1 202(31.9)	759	63.1		
每周 1~3 次	775(20.6)	445	57.4		
每周>3 次	541(14.4)	267	49.4		
生活满意度				789.15	<0.001
较低	2 016(53.6)	1 688	83.7		
较高	1 747(46.4)	689	39.4		
轮班				389.02	<0.001
否	1 722(45.8)	797	46.3		
是	2 041(54.2)	1 580	77.4		

2. 蓄积性疲劳影响因素的 Logistic 回归分析

将是否存在蓄积性疲劳作为因变量，调整单因素分析中差异具有统计学意义的年龄、性别、学历、平均月收入、职务和岗位工龄等混杂因子，将生活满意度和轮班作为自变量纳入 Logistic 回归模型中进行分析。结果显示，生活满意度高者发生蓄积性疲劳的风险较低（$OR=0.129$，$95\%CI$：$0.109\sim0.154$），轮班比不轮班的员工发生蓄积性疲劳的风险更高（$OR=3.792$，$95\%CI$：$2.713\sim5.300$）。详见表 2.3.16。

表 2.3.16　蓄积性疲劳影响因素的 Logistic 回归分析

变量	偏回归系数	标准误	χ^2 值	P 值	$OR(95\%CI)$
年龄/岁					
≤30	—	—	—	—	1.000
31～40	0.573	0.180	10.131	0.001	1.774(1.246～2.525)
41～50	0.269	0.173	2.412	0.120	1.309(0.932～1.838)
≥51	0.083	0.182	0.206	0.650	1.086(0.760～1.553)
性别					
男	—	—	—	—	1.00
女	−0.163	0.132	1.540	0.215	0.849(0.656～1.099)
学历					
初中及以下	—	—	—	—	1.00
大专或高职	0.061	0.214	0.081	0.777	1.063(0.699～1.615)
高中或中专	0.242	0.220	1.216	0.270	1.274(0.828～1.960)
大学本科	0.366	0.241	2.305	0.129	1.441(0.899～2.311)
研究生及以上	0.313	0.291	1.156	0.282	1.368(0.773～2.420)
平均月收入/元					
<3 000	—	—	—	—	1.000
3 000～4 999	−0.302	0.351	0.740	0.390	0.739(0.371～1.471)
5 000～6 999	−0.064	0.349	0.034	0.855	0.938(0.473～1.860)
7 000～8 999	0.081	0.352	0.053	0.819	1.084(0.543～2.163)
9 000～10 999	0.026	0.356	0.005	0.943	1.026(0.510～2.063)
≥11 000	−0.209	0.362	0.334	0.563	0.811(0.399～1.650)
职务					
一般工作人员	—	—	—	—	1.000
班组长	0.138	0.129	1.135	0.287	1.148(0.891～1.479)
中层干部	−0.106	0.184	0.329	0.566	0.900(0.628～1.290)

续表

变量	偏回归系数	标准误	χ^2值	P值	OR(95%CI)
岗位工龄/岁					
≤5	—	—	—	—	1.000
6~10	0.260	0.128	4.146	0.042	1.297(1.010~1.667)
11~20	0.416	0.138	9.098	0.003	1.516(1.157~1.987)
≥21	0.222	0.134	2.742	0.098	1.248(0.960~1.623)
每周工时/小时					
≤40	—	—	—	—	1.000
41~	0.352	0.112	9.804	0.002	1.421(1.141~1.771)
51~	0.922	0.134	47.057	0.000	2.514(1.932~3.271)
61~	1.395	0.222	39.654	0.000	4.036(2.614~6.230)
夜班					
否	—	—	—	—	1.000
是	0.266	0.167	2.553	0.110	1.305(0.941~1.808)
吸烟					
是	—	—	—	—	1.000
以前吸,现在不吸	0.123	0.130	0.884	0.347	1.131(0.875~1.46)
否	−0.028	0.113	0.063	0.802	0.972(0.779~1.213)
饮酒					
否	—	—	—	—	1.000
是	0.134	0.096	1.940	0.164	1.143(0.947~1.112)
体育锻炼					
无	—	—	—	—	1.000
每月1~3次	−0.102	0.106	0.920	0.337	0.903(0.734~1.112)
每周1~3次	−0.384	0.118	10.512	0.001	0.681(0.540~0.859)
每周>3次	−0.485	0.132	13.555	0.000	0.616(0.476~0.797)
生活满意度					
较低	—	—	—	—	1.000
较高	−2.045	0.088	539.480	0.000	0.129(0.109~0.154)
轮班					
否	—	—	—	—	1.000
是	1.333	0.171	60.867	0.000	3.792(2.713~5.300)

3. 生活满意度和轮班交互作用对蓄积性疲劳的影响

适当的工作疲劳通过休息即可缓解，但是若得不到及时有效的休息，疲劳就会慢慢积累起来，形成疲劳的蓄积，即蓄积性疲劳。一旦达到这种状态，即便休息也很难短期内消除疲劳，由此产生"过劳"。若这种强烈的疲劳感长时间持续下去，进入蓄积性疲劳末期状态，此时会引起机体疾患，如自律神经失调和抑郁症状等，严重者会导致过劳死的发生。蓄积性疲劳是"过劳"的早期形式，在此时期对员工采取预防措施，能有效降低"过劳"导致的身心健康问题，以及更极端情况的发生。研究发现，轮班制会影响劳动者的疲劳程度，进一步降低工作效率，严重可导致安全事故的发生。

相加交互作用的评价采用 Andersson 等编制的 Excel 计算表，其评价指标包括相对超额危险度比（relative excess risk due to interaction，RERI）、归因危险度（attributable proportion due to interaction，API）、交互作用指数（synergy index，SI）。若存在相加交互作用，则 RERI、API 的 95%CI 不包括 0，SI 的 95%CI 不包括 1。检验水准 $\alpha=0.05$（双侧）。

交互作用分析结果显示，在调整变量前后，生活满意度和轮班均对蓄积性疲劳有相乘交互作用（$P<0.05$）；相加交互作用显示，在调整变量前后，生活满意度和轮班对蓄积性疲劳均存在相加交互作用，RERI 和 API 的值分别为 -6.461、-4.893 和 -5.504、-4.728，SI 的值为 0.047 和 0.029。多因素 Logistic 回归分析显示，相较于生活满意度低且轮班组，在模型1和模型2中，生活满意度低且不轮班组、生活满意度高且轮班组和生活满意度高且不轮班组发生蓄积性疲劳的风险呈递减趋势。同时2个模型结果均显示，生活满意度高且不轮班发生蓄积性疲劳的风险低于生活满意度高且轮班和生活满意度低且不轮班，差异均有统计学意义（$P<0.001$）。详见表 2.3.17。

表 2.3.17 生活满意度和轮班对蓄积性疲劳的交互作用

变量	轮班	蓄积性疲劳 人数 n	蓄积性疲劳 比例/%	模型1 OR (95%CI)	模型1 P 值	模型2 OR (95%CI)	模型2 P 值
生活满意度							
较低	是	1 139	47.9	1.000		1.000	
较低	否	549	23.1	0.188 (0.145~0.244)	<0.001	0.202 (0.137~0.297)	<0.001
较高	是	441	18.6	0.097 (0.075~0.124)	<0.001	0.105 (0.081~0.135)	<0.001
较高	否	248	10.4	0.029 (0.022~0.038)	<0.001	0.032 (0.021~0.047)	<0.001

续表

变量	轮班	蓄积性疲劳		模型1		模型2	
		人数 n	比例/%	OR (95%CI)	P值	OR (95%CI)	P值
交互作用							
相乘:OR(95%CI)				0.642 (0.449~0.867)	0.005	0.688 (0.476~0.936)	0.019
相加:RERI(95%CI)				−6.461 (−8.456~−4.466)		−5.504 (−7.247~−3.760)	
API(95%CI)				−4.893 (−7.801~−1.984)		−4.728 (−7.575~−1.880)	
SI(95%CI)				0.047 (0.010~0.216)		0.029 (0.002~0.351)	

注：模型1未调整变量；模型2调整年龄、性别、学历、婚姻状况、平均月收入、职务、岗位工龄、工时、夜班、吸烟、饮酒和体育锻炼。

本研究发现，石化企业员工蓄积性疲劳的发生率为63.2%（2 377/3 763），高于李智等采用相同量表调查卫生系统职工的57.0%，可能是石化行业职业危险因素繁多，接触的生产物料多属易燃、易爆、有毒、有害等物质，易突发灾难性事故，因此对员工的安全防护、知识结构、专业技能和应急处置等能力要求高，加之员工本身工作强度大、组织考核频繁，工作环境欠舒适等，均无形中增加员工的疲劳程度。探讨石化员工蓄积性疲劳影响因素发现，参与轮班者蓄积性疲劳的发生率高于不参与者，生活满意度低者蓄积性疲劳的发生率高于生活满意度高者。进一步多因素Logistic回归分析显示，轮班是加剧疲劳程度的危险因素。相关文献报道探讨的轮班制度对地铁司机疲劳的影响结果也表明，轮班会明显加重劳动者的疲劳程度，且在轮班中夜班的轮转频次越高，患者的疲劳症状越严重。提示应当合理优化班次，或通过增加团队力量，适当减少个人任务负担。对韩国已婚员工的研究中发现员工的生活满意度与疲劳程度呈负相关。本研究进一步发现，生活满意度是降低蓄积性疲劳发生的保护因素，可将重心放在提高劳动者生活满意度的措施上，以期降低其疲劳蓄积的程度。

交互作用包括相乘和相加模型，是指两个因素共同作用下的疾病发生风险与在该因素单独作用下疾病发生风险不同的现象。相乘交互作用仅反映统计学上的交互；相加交互作用更具有公共卫生学意义，可以明确不同亚组中效应是否有区别，帮助识别高风险人群，合理利用资源，施加干预措施。本研究交互作用结果显示，生活满意度和轮班间存在相加和相乘交互作用，且当生活满意度高和不轮班同时存在时，劳动者最不容易发生蓄积性疲劳。与生活满意度低且轮班相比,生活满意度低且不轮班的劳动者蓄积性疲劳的风险下降,不轮班者拥有合乎生理的规律作息,在保证良好睡眠质量的同时及时消除工作疲劳感,不至于转变为危害健康的蓄积性疲劳状态。文献报道的对医务人员夜间值班与大脑活动减少的研究结果也显示,夜间值班会影响医务人员的睡眠质量,从而导致疲劳的蓄积。本研究还发现,与生活满意度低且轮班相比,生活满意度高且轮班的劳动者蓄积性疲劳的风险降低,可能是生活满意度高者常保持轻松愉悦的心情,而积极正向的情绪状态能促进机体产生血清素、多巴胺和内啡肽等神经递质,这些"快乐激素"的分泌一方面持续让人感到愉悦并维持健康活力,另一方面提高免疫力,增强机体抵抗力,使人不易产生疲劳蓄积,它们对生理和心理会产生有益的影响。如血清素可稳定情绪并能转化为褪黑素,在夜间保障休息和睡眠过程的恢复;多巴胺和催乳素可引起愉悦感并消除沮丧心情;内啡肽可使机体充满活力并提高免疫力等。此外,员工产生的情绪疲劳如果无法消除,容易导致机体的过度疲劳。本研究显示,生活满意度高者降低蓄积性疲劳发生的风险高于无轮班者,加之某些特殊工种轮班无法消除的现象,提示应该从提高生活满意度的角度出发,来预防蓄积性疲劳的发生。

综上,轮班和生活满意度均对蓄积性疲劳有影响,且生活满意度高可以降低轮班导致的蓄积性疲劳。因此提高劳动者生活满意度可作为预防蓄积性疲劳发生的重要防治手段,可通过以下方面提高劳动者生活满意度:(1)个人层面:健康饮食、规律作息及适度运动,保持充足体力和良好的睡眠;积极与家人、亲朋及好友同事交流来往,保持良好的心态、人际和社会支持关系。(2)企业层面:建设健康企业,转变管理思维,关注员工身心健康,调动员工主观能动性,发挥其最大潜能;设计科学合理的考核及薪资激励制度,激发员工的工作热情;合理安排工作量等。(3)政府层面:推进健康中国建设,实施职业健康保护行动和心理健康促进行动,进一步完善劳动法,普及法律法规知识,增强监管力度,保护劳动者合法权益。

七、员工生活满意度

1. 员工生活满意度现状

员工生活满意度得分为(11.84 ± 6.39)分,低生活满意度检出率为53.6%。比较不同个体特征的员工生活满意度总分,结果显示不同性别、年龄、学历、婚姻状况、月平均收入、职务、岗位、每周工作时间、岗位工龄、是否倒班的人群生活满意度总分差异均有统计学意义($P<0.05$),男性、41~50岁、学历为高中或中专、已婚分居两地、月平均收入<3 000元、职务为班组长、岗位为外操工、每周工作时间>54小时、岗位工龄10~19年、轮班工作者的生活满意度总分最低。详见表2.3.18。

表 2.3.18 不同特征员工生活满意度状况比较

组别		生活满意度总分($\bar{x}\pm s$)	t/F	P 值	低生活满意度生数(比例/%)	χ^2 值	P 值
性别	男性	11.42±6.39	−5.154	<0.001	1 497(56.8)	23.211	<0.001
	女性	12.88±6.14			285(46.1)		
年龄/岁	≤30	12.40±6.63	9.430	<0.001	120(51.1)	20.185	<0.001
	31～40	12.24±6.00			216(51.4)		
	41～50	11.00±6.29			797(59.5)		
	51～60	12.14±6.46			649(51.6)		
学历	初中及以下	11.53±6.51	12.421	<0.001	78(55.3)	32.207	<0.001
	高中或中专	10.85±6.46			657(59.9)		
	大专或高职	11.58±6.29			566(56.7)		
	本科	12.67±6.30			408(47.9)		
	硕士及以上	13.21±5.65			73(44.0)		
婚姻状况	未婚	12.00±6.36	8.158	<0.001	102(53.7)	15.235	0.002
	已婚在一起	11.87±6.37			1 480(53.7)		
	已婚分居两地	9.88±5.69			43(66.2)		
	离异/丧偶	10.02±6.31			157(65.1)		
月平均收入/元	<3 000	9.92±7.01	5.061	<0.001	37(71.2)	17.979	0.003
	3 000～4 999	11.37±6.75			322(57.3)		
	5 000～6 999	11.47±6.28			435(55.8)		
	7 000～8 999	11.42±6.30			414(56.5)		
	9 000～10 999	11.82±6.28			331(53.5)		
	≥11 000	12.87±6.09			243(48.0)		

续表

组别		生活满意度总分($\bar{x}\pm s$)	t/F	P值	低生活满意度人数(比例/%)	χ^2值	P值
职务	一般工作人员	11.58±6.43	19.056	<0.001	1 394(55.2)	27.558	<0.001
	班组长	11.21±6.02			302(59.7)		
	中层干部	14.19±5.99			86(38.9)		
岗位	外操工	9.77±6.40	25.902	<0.001	467(66.1)	115.439	<0.001
	内操工	10.79±6.21			348(61.5)		
	班长	10.92±6.03			253(61.3)		
	基层管理人员	12.89±6.21			305(47.0)		
	化验分析员	12.22±6.52			91(50.6)		
	机关人员	14.03±5.88			143(39.3)		
	后勤辅助等其他人员	12.78±6.29			131(47.5)		
	消防人员	13.64±5.90			44(45.4)		
周工作时间/小时	≤40	11.89±6.36	5.477	0.001	1 075(53.4)	12.933	0.005
	41~48	11.60±6.30			285(57.3)		
	49~54	12.32±6.35			128(49.6)		
	>54	10.69±6.42			294(60.9)		
岗位工龄/年	<5	12.64±6.24	5.867	<0.001	371(48.3)	18.036	0.001
	5~9	11.48±6.16			371(56.7)		
	10~19	11.26±6.43			450(56.2)		
	20~29	11.35±6.25			362(58.4)		
	≥30	11.69±6.85			228(55.7)		
轮班	否	13.09±6.17	11.898	<0.001	686(45.3)	102.926	<0.001
	是	10.48±6.30			1096(63.1)		

2. 员工生活满意度影响因素分析

以单因素分析中 $P<0.05$ 的变量为自变量,以生活满意度高低为因变量进行多因素 Logistic 回归分析,结果显示性别、年龄、月平均收入、岗位、每周工作时间、轮班是生活满意度的影响因素,差异均有统计学意义 ($P<0.05$)。男性、41~50 岁、月均收入<3 000 元、外操工、每周工作时间>54 小时、轮班工作者生活满意度低的检出风险最高。详见表 2.3.19。

表 2.3.19 调查对象生活满意度影响因素 Logistic 回归分析

变量		偏回归系数	标准误	Wald χ^2 值	P 值	OR 值	95%CI
性别	男性	—	—	—	—	1.000	—
	女性	−0.460	0.108	18.254	<0.001	0.632	0.512~0.780
年龄/岁	≤30	—	—	—	—	1.000	—
	31~40	0.104	0.187	0.306	0.580	1.109	0.769~1.600
	41~50	0.478	0.193	6.151	0.013	1.613	1.105~2.353
	51~60	0.074	0.198	0.139	0.709	1.077	0.730~1.588
学历	初中及以下	—	—	—	—	1.000	—
	高中/中专	0.252	0.191	1.739	0.187	1.287	0.885~1.873
	大专/高职	0.330	0.198	2.771	0.096	1.391	0.943~2.051
	本科	0.336	0.219	2.356	0.125	1.400	0.911~2.151
	研究生及以上	0.361	0.281	1.650	0.199	1.435	0.827~2.488
婚姻状况	未婚	—	—	—	—	1.000	—
	已婚,住在一起	−0.182	0.181	1.008	0.315	0.834	0.585~1.189
	已婚,两地分居	0.414	0.322	1.660	0.198	1.513	0.806~2.842
	丧偶/离婚	0.205	0.228	0.809	0.368	1.228	0.785~1.919
月平均收入/元	<3 000	—	—	—	—	1.000	—
	3 000~4 999	−0.752	0.332	5.146	0.023	0.471	0.246~0.903
	5 000~6 999	−0.926	0.333	7.747	0.005	0.396	0.206~0.760
	7 000~8 999	−0.990	0.335	8.719	0.003	0.372	0.193~0.717
	9 000~10 999	−1.126	0.339	11.018	0.001	0.324	0.167~0.630
	≥11 000	−1.168	0.345	11.489	0.001	0.311	0.158~0.611
职务	一般工作人员	—	—	—	—	1.000	—
	班组长	0.168	0.219	0.591	0.442	1.183	0.771~1.815
	中层干部	−0.312	0.170	3.348	0.067	0.732	0.524~1.022

续表

变量		偏回归系数	标准误	Wald χ^2 值	P 值	OR 值	95%CI
岗位	外操工	—	—	—	—	1.000	—
	内操工	−0.167	0.123	1.857	0.173	0.846	0.665~1.076
	班长	−0.335	0.251	1.774	0.183	0.715	0.437~1.171
	基层管理人员	−0.344	0.169	4.149	0.042	0.709	0.509~0.987
	化验分析员	−0.383	0.185	4.283	0.038	0.682	0.475~0.980
	机关人员	−0.593	0.182	10.573	0.001	0.553	0.387~0.790
	后勤辅助等其他人员	−0.523	0.177	8.732	0.003	0.593	0.419~0.839
	消防人员	−1.268	0.250	25.762	<0.001	0.281	0.173~0.459
每周工作时间/小时	≤40	—	—	—	—	1.000	—
	41~48	0.194	0.107	3.273	0.070	1.214	0.984~1.498
	49~54	0.053	0.142	0.139	0.710	1.054	0.798~1.392
	≥54	0.557	0.119	22.047	<0.001	1.746	1.383~2.202
岗位工龄/年	<5	—	—	—	—	1.000	—
	5~9	0.197	0.116	2.894	0.089	1.218	0.970~1.528
	10~19	0.167	0.116	2.072	0.150	1.182	0.941~1.483
	20~29	0.200	0.128	2.429	0.119	1.221	0.950~1.569
	≥30	0.244	0.149	2.686	0.101	1.277	0.953~1.710
轮班	否	—	—	—	—	1.000	—
	是	0.394	0.128	9.504	0.002	1.482	1.154~1.904

注：(1)因变量赋值：高生活满意度＝0，低生活满意度＝1；(2)自变量赋值：同上。

八、员工自感工作压力及影响因素

通过文献法及员工访谈法编制问卷，包括自感工作压力评分和工作压力源两部分。自感工作压力评分采用数字分级评分法（Numerical Rating Scales，NRS）进行评分，将工作压力按0~10划分，0代表没有压力，10代表压力极大。员工自行根据实际情况选择最适合自己的数字。参考疼痛等级划分方法，确定压力分级标准为：0是无压力，1~3是轻度压力，4~6是中度压力，7~10是高度压力。工作压力源部分包括各种考核或检查较多、工作场所摄像头较多、单位偏远、岗位存在职业病危害因素、工作环境不理想和生活压力6个选项，最多可选6项。

1. 不同特征员工自感工作压力检出情况

自感有工作压力者 3 170 人，检出率 97.5%，压力值为（6.47±2.39）。比较不同个体特征的员工自感工作压力值，结果显示不同性别、年龄、月平均收入、职务、岗位、每周工作时间、岗位工龄、是否轮班的人群自感工作压力值差异均有统计学意义（$P<0.05$）；男性、31～40 岁、月平均收入<3 000 元、职务为班组长、岗位为班长、每周工作时间≥54 小时、岗位工龄 10～19 年、轮班工作者自感工作压力值最高。详见表 2.3.20。

表 2.3.20 不同特征员工自感工作压力检出情况

组别		自感压力值 ($\bar{x}±s$)	t/F	P 值	自感有压力人数（比例/%）	χ^2 值	P 值
性别	男性	6.66±2.34	9.632	<0.001	2 571(97.6)	0.949	0.330
	女性	5.65±2.41			599(96.9)		
年龄/岁	≤30	6.30±2.15	3.523	0.014	229(97.4)	8.784	0.032
	31～40	6.71±1.91			414(98.6)		
	41～50	6.54±2.42			1 314(98.1)		
	51～60	6.34±2.54			1 213(96.5)		
学历	初中及以下	6.47±2.90	0.208	0.934	133(94.3)	8.389	0.078
	高中或中专	6.46±2.56			1 065(97.2)		
	大专或高职	6.52±2.39			978(98.0)		
	本科	6.42±2.14			830(97.5)		
	硕士及以上	6.46±1.98			164(98.8)		
婚姻状况	未婚	6.22±2.26	0.813	0.486	183(96.3)	5.781	0.123
	已婚住在一起	6.48±2.38			2 693(97.7)		
	已婚分居两地	6.45±2.54			61(93.8)		
	离异/丧偶	6.55±2.59			233(96.7)		
月平均收入/元	<3 000	6.87±2.72	10.331	<0.001	50(96.2)	39.505	<0.001
	3 000～4 999	5.87±2.76			527(93.8)		
	5 000～6 999	6.39±2.42			765(98.1)		
	7 000～8 999	6.72±2.27			722(98.5)		
	9 000～10 999	6.59±2.21			610(98.5)		
	≥11 000	6.69±2.14			496(98.0)		
职务	一般工作人员	6.38±2.44	9.074	<0.001	2 456(97.3)	2.049	0.359
	班组长	6.86±2.22			497(98.2)		
	中层干部	6.59±2.13			217(98.2)		

续表

组别		自感压力值 ($\bar{x}\pm s$)	t/F	P 值	自感有压力人数(比例/%)	χ^2 值	P 值
岗位	外操工	6.87±2.46	31.232	<0.001	691(97.7)	34.552	<0.001
	内操工	6.99±2.25			561(99.1)		
	班长	7.04±2.11			409(99.0)		
	基层管理人员	6.43±2.15			633(97.5)		
	化验分析员	5.68±2.49			174(96.7)		
	机关人员	5.92±2.27			353(97.0)		
	后勤辅助等其他人员	5.19±2.55			258(93.5)		
	消防人员	5.46±2.65			91(93.8)		
每周工作时间/小时	≤40	6.19±2.46	27.973	<0.001	1 956(97.1)	4.499	0.212
	41～48	6.65±2.30			486(97.8)		
	49～54	6.90±2.15			251(97.3)		
	≥54	7.19±2.10			477(98.8)		
岗位工龄/年	<5	6.30±2.21	4.479	0.001	751(97.8)	5.872	0.209
	5～9	6.64±2.35			635(97.1)		
	10～19	6.67±2.32			788(98.4)		
	20～29	6.38±2.53			602(97.1)		
	≥30	6.22±2.64			394(96.3)		
轮班	否	5.99±2.32	−10.851	<0.001	1 467(96.9)	3.915	0.048
	是	6.88±2.37			1 703(98.0)		

2. 自感工作压力影响因素

以自感工作压力分布为因变量，以单因素分析有统计学意义的自变量进行有序 Logistic 回归分析，结果显示不同职务、性别、每周工作时间、婚姻状况、岗位以及是否轮班是自感工作压力分布的影响因素，差异有统计学意义（$P<0.05$）。详见表 2.3.21。

表 2.3.21 员工自感工作压力影响因素分析

影响因素	偏回归系数	标准误	Wald χ^2 值	P 值	95%CI
职务					
一线工作人员	−0.381	0.094	16.373	<0.001	−0.566～−0.197
班组长	−0.34	0.143	5.458	0.019	−0.615～−0.054
中层干部	—	—	—	—	—

续表

影响因素	偏回归系数	标准误	Wald χ^2 值	P 值	95%CI
性别					
男	0.427	0.068	39.068	<0.001	0.293~0.561
女	—	—	—	—	—
学历					
初中及以下	−0.217	0.165	1.727	0.189	−0.540~0.106
高中/中专	−0.092	0.139	0.437	0.508	−0.365~0.181
大专/高职	0.041	0.133	0.098	0.754	−0.218~0.301
本科	0.198	0.126	2.447	0.118	0.050~0.446
研究生及以上	—	—	—	—	—
年龄/岁					
≤30	−0.369	0.420	0.775	0.379	0.304~1.573
31~50	−0.186	0.153	1.479	0.224	0.615~1.120
≥51	—	—	—	—	—
婚姻状况					
已婚住在一起	−0.214	0.105	4.134	0.042	−0.420~−0.008
已婚两地分居	−0.197	0.208	0.891	0.345	−0.605~0.212
未婚	−0.414	0.159	6.799	0.009	−0.725~−0.103
丧偶/离婚	—	—	—	—	—
工龄					
10年及以下	−0.303	0.199	2.330	0.127	0.917~1.999
11~20年	0.232	0.202	1.317	0.251	0.849~1.874
21~30年	0.222	0.196	1.278	0.258	0.850~1.835
31年及以上	—	—	—	—	—
每周工作时间/小时					
≤40	−1.073	0.145	55.066	<0.001	−1.356~−0.790
41~50	−0.689	0.141	23.755	<0.001	−0.966~−0.412
51~60	−0.372	0.156	5.704	0.017	−0.678~0.067
61~70	−0.337	0.194	3.020	0.082	−0.717~0.043
>70	—	—	—	—	—
轮班					
否	−0.294	0.072	16.945	<0.001	−0.435~−0.154
是	—	—	—	—	—

续表

影响因素	偏回归系数	标准误	Wald χ^2 值	P 值	95%CI
岗位					
外操工	0.755	0.086	76.811	<0.001	0.586~0.924
内操工	1.006	0.103	94.853	<0.001	0.804~1.209
班长	1.107	0.139	63.518	<0.001	0.835~1.379
基层管理人员	0.746	0.095	62.285	<0.001	0.561~0.931
化验分析员	0.515	0.123	17.438	<0.001	0.273~0.757
机关人员	0.540	0.099	29.646	<0.001	0.346~0.734
后勤等其他人员	—	—	—	—	—

注：(1)因变量赋值：自感无工作压力=0,自感有工作压力=1；(2)自变量赋值：同前。

3. 调查对象工作压力来源

调查的 3 763 人中，有 3 670 名员工自感有不同程度的工作压力，其来源中认为各种考核或检查较多占比 86.7%，工作场所摄像头较多占比 44.0%，单位偏远占比 23.3%，岗位存在职业危害因素占比 49.8%，工作环境不理想占比 33.3%，生活压力占比 48.5%，其他占比 8.6%。详见表 2.3.22。

表 2.3.22 调查对象工作压力来源情况

工作压力来源	人数	构成比/%
各种考核或检查较多	3 182	86.7
工作场所摄像头较多	1 616	44.0
单位偏远	854	23.3
岗位存在职业危害因素	1 829	49.8
工作环境不理想	1 221	33.3
生活压力	1 781	48.5
其他	317	8.6

第四节
职业健康需求评估

职业健康需求是 WHP 有别于一般健康促进的特征，是职业健康促进的主要内涵之一。职业健康需求评估方法中，主要需要收集和分析作业场所检测评价资料，职业病危害识别和风险评估过程资料，职业卫生相关制度和操作规程，职业健康档案，员工对职业健康的知识、信念和行为，员工对职业健康服务的需求及满意度等等。

一、作业场所职业病危害检测结果

1. 炼油部工作场所化学有害因素、物理因素检测结果

按照 GBZ 159—2004《工作场所空气中有害物质监测的采样规范》、GBZ/T 189.8—2007《工作场所物理因素测量 噪声》等标准，对该公司炼油一部、二部、三部及四部工作场所职业病危害因素浓（强）度进行检测。

（1）炼油一部检测结果

2019 年 6 月 4—5 日、6 月 11 日、8 月 17 日、8 月 19 日、10 月 17 日在现场采样（测量）期间，天气晴朗，气温 28~34 ℃，相对湿度 59%~72%，气压 99.9~100.7 kPa。检测时段五工区东套制氢装置因检修未运行，其他装置正常生产。工程防护措施有自然通风、局部机械通风，工人佩戴耳塞、安全眼镜、呼吸面罩等个体防护用品，以定点巡操、手工作业为主，每班工作时间为 8 h/d。

本次共设检测点 167 个：硫化氢 59 个点，获有效样品 177 份；氨 5 个点，获有效样品 15 份；溶剂汽油 22 个点，获有效样品 66 份；液化石油气 18 个点，获有效样品 54 份；氢氧化钠 3 个点，获有效样品 9 份；一氧化碳 5 个点，获有效样品 15 份；噪声 47 个点，获有效数据 141 份；高温 8 个点，获有效数据 24 份。

检测结果表明：各检测岗位接触工作场所空气中化学物质浓度均符合 GBZ 2.1—2007《工作场所有害因素职业接触限值 第 1 部分：化学有害因素》的要求；各检测岗位接触工作场所噪声声级均符合 GBZ 2.2—2007《工作场所有害因素职业接触限值 第 2 部分：物理因素》的要求；各控制室、操作室噪声符合 GBZ 1—2010《工业企业设计卫生标准》的要求；各检测岗位接触工作场所高温 WBGT 指数均符合 GBZ 2.2—2007 的要求。

(2)炼油二部检测结果

2019年5月16日、6月3日、6月10—11日、8月19日在现场采样（测量）期间，天气晴朗，气温28～35 ℃，相对湿度58%～84%，气压99.8～100.6 kPa。检测时段各装置均正常生产。工程防护措施有自然通风、局部机械通风，工人佩戴耳塞、安全眼镜、呼吸面罩等个体防护用品，以定点巡操、手工作业为主，每班工作时间为8 h/d。

本次共设检测点184个：硫化氢61个点，获有效样品183份；氨3个点，获有效样品9份；溶剂汽油18个点，获有效样品54份；液化石油气17个点，获有效样品51份；甲醇3个点，获有效样品9份；二氧化硫15个点，获有效样品45份；氢氧化钠4个点，获有效样品12份；苯酚1个点，获有效样品3份；正己烷3个点，获有效样品9份；丁烯3个点，获有效样品9份；丁二烯3个点，获有效样品9份；乙腈3个点，获有效样品9份；噪声49个点，获有效数据147份；高温1个点，获有效数据3份。

检测结果表明：各检测岗位接触工作场所空气中化学物质浓度均符合GBZ 2.1—2007的要求；各检测岗位接触工作场所噪声声级均符合GBZ 2.2—2007的要求；各控制室、操作室噪声符合GBZ 1—2010的要求；各检测岗位接触工作场所高温WBGT指数均符合GBZ 2.2—2007的要求。

(3)炼油三部检测结果

2019年6月10日、6月12日、8月19日、8月21日在现场采样（测量）期间，天气晴朗，气温22～31 ℃，相对湿度68%～74%，气压99.9～100.6 kPa。检测时段综合利用装置因检修未运行，其余各装置均正常生产。工程防护措施有自然通风、局部机械通风，工人佩戴耳塞、安全眼镜、呼吸面罩等个体防护用品，以定点巡操、手工作业为主，每班工作时间为8 h/d。

本次共设检测点56个：粉尘6个点，获有效样品18份，同时采集新鲜积尘1份；硫化氢19个点，获有效样品57份；溶剂汽油11个点，获有效样品33份；噪声17个点，获有效数据51份；高温3个点，获有效数据9份。

检测结果表明：各检测岗位接触工作场所空气中粉尘、化学物质浓度均符合GBZ 2.1—2007的要求；各检测岗位接触工作场所噪声声级均符合GBZ 2.2—2007的要求；各控制室、操作室噪声符合GBZ 1—2010的要求；各检测岗位接触工作场所高温WBGT指数均符合GBZ 2.2—2007的要求。

(4)炼油四部检测结果

2019年5月15日、8月20日在现场采样（测量）期间，天气晴朗，气温23～32 ℃，相对湿度72%～82%，气压100.3～100.7 kPa。各装置均正常生产。工程防护措施有自然通风、局部机械通风，工人佩戴耳塞、安全眼镜、呼吸面罩等个体防护用品，以定点巡操、手工作业为主，每班工作时间为8 h/d。

本次共设检测点76个：硫化氢25个点，获有效样品75份；溶剂汽油9个点，获有效样品27份；液化石油气6个点，获有效样品18份；二氧化硫3个点，获有效样品9

份；氢氧化钠4个点，获有效样品12份；噪声27个点，获有效数据81份；高温2个点，获有效数据6份。

检测结果表明：各检测岗位接触工作场所空气中化学物质浓度均符合GBZ 2.1—2007的要求；各检测岗位接触工作场所噪声声级均符合GBZ 2.2—2007的要求；各控制室、操作室噪声符合GBZ 1—2010的要求；各检测岗位接触工作场所高温WBGT指数均符合GBZ 2.2—2007的要求。

2. 化工部工作场所化学有害因素、物理因素检测结果

按照GBZ 159—2004《工作场所空气中有害物质监测的采样规范》、GBZ/T 189.8—2007《工作场所物理因素测量第8部分：噪声》等标准，对该公司化工一部、二部工作场所职业病危害因素浓（强）度进行检测。

(1) 化工一部检测结果

2019年5月14日在现场采样（测量）期间，天气晴朗，气温28~35 ℃，相对湿度58%~84%，气压99.8~100.6 kPa。各装置均正常生产。工程防护措施有自然通风、局部机械通风，工人佩戴耳塞、安全眼镜、呼吸面罩等个体防护用品，以定点巡操、手工作业为主，每班工作时间为8 h/d。

本次共设检测点58个：粉尘13个点，获有效样品39份；硫化氢7个点，获有效样品21份；氨6个点，获有效样品18份；氢氧化钠2个点，获有效样品6份；硫酸2个点，获有效样品6份；一氧化碳6个点，获有效样品18份；噪声22个点，获有效数据66份。

检测结果表明：各检测岗位接触工作场所空气中粉尘、化学物质浓度均符合GBZ 2.1—2007的要求；各检测岗位接触工作场所噪声声级均符合GBZ 2.2—2007的要求；各控制室、操作室噪声符合GBZ 1—2010的要求。各检测岗位接触工作场所高温WBGT指数均符合GBZ 2.2—2007的要求。

(2) 化工二部检测结果

2019年6月4—5日、8月20日在现场采样（测量）期间，天气晴朗，气温26~34 ℃，相对湿度62%~75%，气压100.1~100.4 kPa。各装置均正常生产。工程防护措施有自然通风、局部机械通风，工人佩戴耳塞、安全眼镜、呼吸面罩等个体防护用品，以定点巡操、手工作业为主，每班工作时间为8 h/d。

本次共设检测点69个：硫化氢8个点，获有效样品24份；氨3个点，获有效样品9份；溶剂汽油6个点，获有效样品18份；苯12个点，获有效样品36份；甲苯10个点，获有效样品30份；二甲苯10个点，获有效样品30份；噪声17个点，获有效数据51份；高温3个点，获有效数据9份。

检测结果表明：各检测岗位接触工作场所空气中化学物质浓度均符合GBZ 2.1—2007的要求；各检测岗位接触工作场所噪声声级均符合GBZ 2.2—2007的要求；各控制室、操作室噪声符合GBZ 1—2010的要求；各检测岗位接触工作场所高温WBGT指数均符合

GBZ 2.2—2007 的要求。

3. 热电部工作场所化学有害因素、物理因素结果

按照 GBZ 159—2004《工作场所空气中有害物质监测的采样规范》、GBZ/T 189.8—2007《工作场所物理因素测量第 8 部分：噪声》等标准，对该公司热电部工作场所职业病危害因素浓（强）度进行检测。

2019 年 5 月 13—14 日、8 月 21 日在现场采样（测量）期间，天气晴朗，气温 28~35 ℃，相对湿度 58%~84%，气压 99.8~100.6 kPa。热点储运卸煤装置无生产未运行，其余各装置均正常生产。工程防护措施有自然通风、局部机械通风，工人佩戴耳塞、安全眼镜、呼吸面罩等个体防护用品，以定点巡操、手工作业为主，每班工作时间为 8 h/d。

本次共设检测点 75 个：粉尘 28 个点，获有效样品 84 份，同时采集新鲜积尘 2 份；氨 3 个点，获有效样品 9 份；二氧化硫 2 个点，获有效样品 6 份；氢氧化钠 3 个点，获有效样品 9 份；盐酸 5 个点，获有效样品 15 份；一氧化碳 2 个点，获有效样品 6 份；噪声 26 个点，获有效数据 78 份；工频电场 4 个点，获有效数据 12 份；高温 2 个点，获有效数据 6 份。

检测结果表明：各检测岗位接触工作场所空气中粉尘、化学物质浓度均符合 GBZ 2.1—2007 的要求；各检测岗位接触工作场所噪声声级均符合 GBZ 2.2—2007 的要求；各控制室、操作室噪声符合 GBZ 1—2010 的要求；各检测岗位接触工作场所工频电场强度均符合 GBZ 2.2—2007 的要求；各检测岗位接触工作场所高温 WBGT 指数均符合 GBZ 2.2—2007 的要求。

二、员工职业健康需求

1. 职业健康检查结果

（1）职业健康检查总体情况

接触职业病危害因素的部门包括炼油一部、炼油二部、炼油三部、炼油四部、化工一部、化工二部、热电部、公用工程部、油品储运部和质检中心。

职业健康检查项目包括一般情况、外科、内科、神经系统、耳鼻咽喉（眼）科、尿常规、血常规、血生化、X 线胸片（DR）、肿瘤标志物、心电图、腹部 B 超、纯音听力测试、肺功能等。

主要接害因素及接害人数为噪声 1 939 人，煤尘及其他粉尘 262 人，溶剂汽油 1 642 人，苯系化合物 441 人，一氧化碳 453 人，硫化氢 2 026 人，氨 791 人，甲醇 99 人，丁烯 63 人，丁二烯 63 人，乙腈 63 人，液化石油气 807 人，二氧化硫 348 人，氢氧化钠 633 人，正己烷 8 人，硫酸 98 人，盐酸 100 人，臭氧 128 人，六氟化硫 52 人，工频电场 52 人。

本报告含公司本年度职业健康检查 3 276 人，返还体检表 3 276 份，返还率 100%。职业健康检查无明显异常的有 155 人，占受检人数的 4.73%。

检查发现其他异常有 3 121 人：其中血压读数达二级高血压标准的为 91 人，达三级高血压标准的为 26 人；高血压史 575 人，冠心病史 20 人，糖尿病史 129 人，脑梗史 20 人；BMI 达肥胖标准 414 人，重度肥胖 151 人；肿瘤标志物组合项复查正常，动态观察 264 人，占 8.46%。主要疾病或异常检出率 95.27%，详见表 2.4.1。

表 2.4.1　职业健康检查主要疾病或异常检出率

序号	疾病或异常	检出人数	检出率/%	注
1	脂肪肝	1 344	41.03	
2	血压高	1 059	32.33	
3	甘油三酯高	952	29.06	
4	心电异常	930	28.39	
5	尿酸增高	788	24.05	
6	胆囊疾病	722	22.04	胆囊结石、胆囊炎、胆囊息肉等
7	高血糖	598	18.25	
8	肝囊肿	404	12.33	
9	胆固醇增高	332	10.13	
10	肾囊肿	305	9.31	
11	肝功能异常	203	6.20	谷丙转氨酶升高
12	肾结石	195	5.95	
13	白细胞计数低	99	3.02	
14	贫血	99	3.02	血红蛋白计数低
15	尿素增高	95	2.90	
16	鼻炎	63	1.92	
17	肌酐增高	40	1.22	
18	咽炎	16	0.49	
19	肝血管瘤	16	0.49	
20	甲状腺疾病	14	0.43	甲状腺肿、甲状腺结节、甲状腺瘤等

（2）目标疾病检出情况

本次接触"汽油"作业的 1 642 人职业健康检查，未发现与接触"汽油"有关的疑似职业病患者，未发现不宜接触"汽油"的职业禁忌人员。

本次接触"煤尘及其他粉尘"作业的 262 人职业健康检查，未发现与接触"煤尘及其他粉尘"有关的疑似职业病患者，未发现不宜接触"煤尘及其他粉尘"的职业禁忌人员。

本次接触"苯（包含工业甲苯、二甲苯）"作业的441人职业健康检查，其中涉苯系化合物作业5人白细胞计数减少，复查正常。未发现与接触"苯（包含工业甲苯、二甲苯）"有关的疑似职业病患者，未发现不宜接触"苯（包含工业甲苯、二甲苯）"的职业禁忌人员。

本次接触"硫化氢"作业的2 026人职业健康检查，未发现与接触"硫化氢"有关的疑似职业病患者，未发现不宜接触"硫化氢"的职业禁忌人员。

本次接触"氨"作业的791人职业健康检查，未发现与接触"氨"有关的疑似职业病患者，未发现不宜接触"氨"的职业禁忌人员。

本次接触"甲醇"作业的99人职业健康检查，未发现与接触"甲醇"有关的疑似职业病患者，未发现不宜接触"甲醇"的职业禁忌人员。

本次接触"二氧化硫"作业的348人职业健康检查，未发现与接触"二氧化硫"有关的疑似职业病患者，未发现不宜接触"二氧化硫"的职业禁忌人员。

本次接触"一氧化碳"作业的453人职业健康检查，未发现与接触"一氧化碳"有关的疑似职业病患者，未发现不宜接触"一氧化碳"的职业禁忌人员。

本次接触"正己烷"作业的8人职业健康检查，未发现与接触"正己烷"有关的疑似职业病患者，未发现不宜接触"正己烷"的职业禁忌人员。

本次接触"丁烯、丁二烯"作业的63人职业健康检查，未发现与接触"丁烯、丁二烯"有关的疑似职业病患者，未发现不宜接触"丁烯、丁二烯"的职业禁忌人员。

本次接触"乙腈"作业的63人职业健康检查，未发现与接触"乙腈"有关的疑似职业病患者，未发现不宜接触"乙腈"的职业禁忌人员。

本次接触"氢氧化钠"作业的633人职业健康检查，未发现与接触"氢氧化钠"有关的疑似职业病患者，未发现不宜接触"氢氧化钠"的职业禁忌人员。

本次接触"氯化氢及盐酸"作业的100人职业健康检查，未发现与接触"氯化氢及盐酸"有关的疑似职业病患者，未发现不宜接触"氯化氢及盐酸"的职业禁忌人员。

本次接触"硫酸"作业的98人职业健康检查，未发现与接触"硫酸"有关的疑似职业病患者，未发现不宜接触"硫酸"的职业禁忌人员。

本次接触"臭氧"作业的128人职业健康检查，未发现与接触"臭氧"有关的疑似职业病患者，未发现不宜接触"臭氧"的职业禁忌人员。

本次接触"六氟化硫"作业的52人职业健康检查，未发现与接触"六氟化硫"有关的疑似职业病患者，未发现不宜接触"六氟化硫"的职业禁忌人员。

本次接触"工频电场"作业的52人职业健康检查，未发现与接触"工频电场"有关的疑似职业病患者，未发现不宜接触"工频电场"的职业禁忌人员。

本次接触"噪声"作业的1 939人职业健康检查，经复查，可能与职业相关的听力异常15人，占检查人数的0.77%，需动态观察听力检查结果，必要时申请职业病诊断。不宜接触"噪声"的职业禁忌人员1人，占检查人数的0.05%，须调离噪声岗位。请结合职业卫生现况评价及噪声强度检测，做好噪声源控制，加强个体防护用品规范佩戴。

2. 员工职业相关知识知晓、态度及行为情况

(1) 接触职业病危害因素人员基本情况

该部分数据来源同本章第二节员工健康相关信息基线调查，由员工自选岗位存在职业病危害因素者填写，清洗后共有4 010份数据。详见表2.4.2。

表2.4.2 接触职业病危害因素员工一般情况

调查项目	人数	构成比/%
职务		
一线工作人员	3 218	80.2
班组长	478	11.9
中层干部	314	7.8
性别		
男	3 291	82.1
女	719	17.9
年龄/岁		
≤30	417	10.4
31～50	2 073	51.7
≥51	1 520	37.9
学历		
初中及以下	229	5.7
高中/中专	1 585	39.5
大专/高职	1 185	29.6
本科	836	20.8
研究生及以上	175	4.4
工龄		
10年及以下	1 537	38.3
11～20年	715	17.8
21～30年	1 002	25.0
31年及以上	756	18.9
每周工作时间/小时		
≤40	1 321	32.9
41～50	2 081	51.9
51～60	408	10.2
61～70	102	2.5
>70	98	2.4

续表

调查项目	人数	构成比/%
轮班		
是	2 414	60.2
否	1 596	39.8
岗位		
外操工	1 378	34.4
内操工	655	16.3
班长	416	10.4
基层管理人员	748	18.7
化验分析员	274	6.8
机关人员	183	4.6
后勤辅助等其他人员	356	8.9
婚姻状况		
已婚住在一起	3 342	83.3
已婚两地分居	75	1.9
未婚	352	8.8
丧偶/离婚	241	6.0
职业病危害因素名称		
不清楚	272	6.8
知道	3 738	93.2

（2）职业健康信念情况

不同性别、年龄、工龄、学历和岗位的员工希望了解作业场所存在的职业病危害因素之间差异有统计学意义（$P<0.05$）；不同职务、年龄、学历、工龄和岗位员工希望企业为个人提供职业病防护用品之间差异有统计学意义（$P<0.05$）；不同职务、年龄、学历、工龄、婚姻状况以及岗位的员工希望参加职业健康检查之间的差异有统计学意义（$P<0.05$）。详见表2.4.3。

表2.4.3　员工对职业健康信念情况

单位：人数n（比例/%）

一般情况	人数	希望了解作业场所存在的职业病危害因素	希望企业为你提供个人职业病防护用品	希望参加职业健康检查
职务				
一线工作人员	3 218	3 058(95.0)	3 150(97.9)	3 094(96.1)
班组长	478	404(94.1)	471(98.5)	464(97.1)
中层干部	314	299(97.5)	314(100.0)	314(100.0)
P值		0.095	0.024	0.001

续表

一般情况	人数	希望了解作业场所存在的职业病危害因素	希望企业为你提供个人职业病防护用品	希望参加职业健康检查
性别				
男	3 291	3 117(94.7)	3 225(98.0)	3 171(96.4)
女	719	719(96.9)	710(98.7)	701(97.5)
P 值		0.012	0.177	0.128
年龄/岁				
≤30	417	405(97.1)	411(98.6)	409(98.1)
31~50	2 073	1 993(96.1)	2 047(98.7)	2 009(96.9)
≥51	1 520	1 416(93.2)	1 477(97.2)	1 454(95.7)
P 值		<0.001	0.002	0.025
学历				
初中及以下	229	200(87.3)	217(94.8)	214(93.4)
高中/中专	1 585	1 489(93.9)	1 548(97.7)	1 517(95.7)
大专/高职	1 185	1 137(95.9)	1 166(98.4)	1 143(96.5)
本科	836	817(97.7)	831(99.4)	826(98.8)
研究生及以上	175	171(97.7)	173(98.9)	172(98.3)
P 值		<0.001	<0.001	<0.001
工龄				
5年及以下	1 537	1 476(96.0)	1 518(98.8)	1 507(98.0)
6~15年	715	672(94.0)	701(98.0)	681(95.2)
16~25年	1 002	960(95.8)	983(98.1)	969(96.7)
26年及以上	756	706(93.4)	733(97.0)	715(94.6)
P 值		0.014	0.029	<0.001
婚姻状况				
已婚,住在一起	3 342	3 173(94.9)	3 277(98.1)	3 231(96.7)
已婚,两地分居	75	72(96.0)	73(97.3)	69(92.0)
未婚	352	343(97.4)	348(98.9)	344(97.7)
丧偶/离婚	241	226(93.8)	237(98.3)	228(94.6)
P 值		0.146	0.693	0.029

续表

一般情况	人数	希望了解作业场所存在的职业病危害因素	希望企业为你提供个人职业病防护用品	希望参加职业健康检查
岗位				
外操工	1 378	1 282(93.0)	1 339(97.2)	1 310(95.1)
内操工	655	633(96.6)	643(98.2)	635(96.9)
班长	416	398(95.7)	412(99.0)	402(96.6)
基层管理人员	748	728(97.3)	743(99.3)	738(98.7)
化验分析员	274	264(96.4)	271(98.9)	268(97.8)
机关人员	183	179(97.8)	182(99.5)	178(97.3)
后勤辅助等其他人员	356	330(92.7)	345(96.9)	341(95.8)
P 值		<0.001	0.003	0.001

不同职务的员工希望参加职业健康检查之间的差异有统计学意义（$P<0.05$）。职位越高的员工对职业卫生态度相关问题回答正确率越高，对职业卫生问题越重视。

不同学历的员工希望参加职业健康检查之间的差异有统计学意义（$P<0.05$）。学历为本科的员工其职业卫生态度相关问题正确率最高。学历越低，员工的职业卫生重视程度越低。然而硕士学历的员工重视程度不如本科学历的员工，原因可能是硕士学历的员工比较自信，认为有能力做到自我防护。

不同工龄的员工希望参加职业健康检查之间的差异有统计学意义（$P<0.05$）。工龄越小，希望职业健康检查的占比越高。

(3) 职业健康知识和行为情况

员工从合同告知、上岗前培训、职业病危害告知栏、职业病危害警示标识和警示说明、高毒物品告知卡等途径得知职业病危害因素。但从合同告知、高毒物品告知卡得知的占比较低，分别为 45.16%、54.96%。详见表 2.4.4。

表 2.4.4　员工得知职业病危害因素的途径

得知途径	频数(n)	频率/%
合同告知	1 811	45.16
上岗前培训	3 365	83.92
职业病危害告知栏	2 967	73.99
职业病危害警示标识和警示说明	3 092	77.11
高毒物品告知卡	2 204	54.96

员工知道作业岗位设置职业病危害警示标识占比为 92.49%。详见表 2.4.5。

表 2.4.5 作业岗位是否设置职业病危害警示标识

是否设置职业病危害警示标识	人数	占比/%
否	301	7.51
是	3 709	92.49

不同职务、年龄、学历、岗位、每周工作时间的员工对《职业病防治法》的了解程度差异有统计学意义（$P<0.05$），中层干部、31~50 岁、研究生及以上、机关人员、每周工作时间 41~50 小时知晓率最高；不同职务、性别、年龄、工龄、学历、岗位、每周工作时间的员工职业病定义回答正确率之间的差异有统计学意义（$P<0.05$），中层干部、女性、30 岁以下、本科及以上、工龄 10 年及以下、基层管理人员、每周工作时间 41~60 小时知晓率最高；不同学历以及岗位的员工毒气散发时的应急措施回答正确率之间的差异有统计学意义（$P<0.05$），高中到本科学历及基层管理人员知晓率最高；不同职务、年龄、学历以及岗位的员工粉尘作业时是否正确佩戴口罩之间的差异有统计学意义（$P<0.05$），中层干部、30 岁以下、大专及以上学历、班长及基层管理人员知晓率最高。详见表 2.4.6。

表 2.4.6 员工职业健康知识知晓情况

单位：人数 n（比例/%）

一般情况	人数	知道《职业病防治法》	正确回答职业病的定义	正确回答毒气散发时的应急措施	粉尘作业时正确佩戴口罩
职务					
一线工作人员	3 218	2 953(91.8)	2 840(88.3)	3 161(98.2)	3 092(96.1)
班组长	478	461(96.4)	434(90.8)	475(99.4)	467(97.7)
中层干部	314	309(98.4)	303(96.5)	311(99.0)	312(99.4)
P 值		<0.001	<0.001	0.113	0.003
性别					
男	3 291	3 064(92.6)	2 902(88.2)	3 237(98.4)	3 179(96.6)
女	719	677(94.2)	675(93.9)	710(98.7)	692(96.2)
P 值		0.131	<0.001	0.447	0.640
年龄/岁					
≤30	417	377(90.4)	394(94.5)	409(98.1)	411(98.6)
31~50	2 073	1 949(94.0)	1 904(91.8)	2 042(98.5)	2 008(96.9)
≥51	1 520	1 397(91.9)	1 279(84.1)	1 496(98.4)	1 452(95.5)
P 值		0.007	<0.001	0.818	0.005

续表

一般情况	人数	知道《职业病防治法》	正确回答职业病的定义	正确回答毒气散发时的应急措施	粉尘作业时正确佩戴口罩
学历					
初中及以下	229	198(86.5)	176(76.9)	222(96.9)	211(92.1)
高中/中专	1 585	1 466(92.5)	1 357(85.6)	1 555(98.1)	1 511(95.3)
大专/高职	1 185	1 108(93.5)	1 083(91.4)	1 171(98.8)	1 153(97.3)
本科	836	783(93.7)	797(95.3)	830(99.3)	823(98.4)
研究生及以上	175	168(96.0)	164(93.7)	169(96.6)	173(98.9)
P 值		0.001	<0.001	0.010	<0.001
工龄					
10 年及以下	1 537	1 431(93.1)	1 426(92.8)	1 512(98.4)	1 486(96.7)
11~20 年	715	669(93.6)	625(87.4)	704(98.5)	689(96.4)
21~30 年	1 002	934(93.2)	892(89.0)	988(98.6)	964(96.2)
31 年及以上	756	689(91.1)	634(83.9)	743(98.3)	732(96.8)
P 值		0.237	<0.001	0.952	0.879
岗位					
外操工	1 378	1 250(90.7)	1 175(85.3)	1 351(98.0)	1 307(94.8)
内操工	655	599(91.5)	586(89.5)	645(98.5)	632(96.5)
班长	416	403(96.9)	380(91.3)	415(99.8)	410(98.6)
基层管理人员	748	707(94.5)	704(94.1)	743(99.3)	737(98.5)
化验分析员	274	262(95.6)	252(92.0)	268(97.8)	267(97.4)
机关人员	183	180(98.4)	169(92.3)	182(99.5)	177(96.7)
后勤辅助等其他人员	356	322(90.4)	311(87.4)	343(96.3)	341(95.8)
P 值		<0.001	<0.001	0.001	<0.001
每周工作时间/小时					
≤40	1 321	1 220(92.4)	1 150(87.1)	1 295(98.0)	1 272(96.3)
41~50	2 081	1 947(93.6)	1 880(90.3)	2 056(98.8)	2 013(96.7)
51~60	408	379(92.9)	374(91.7)	402(98.5)	398(97.5)
61~70	102	96(93.1)	89(87.3)	98(96.1)	98(96.1)
>70	98	82(83.7)	84(85.7)	96(98.0)	90(91.8)
P 值		0.006	0.010	0.136	0.083

续表

一般情况	人数	知道《职业病防治法》	正确回答职业病的定义	正确回答毒气散发时的应急措施	粉尘作业时正确佩戴口罩
轮班					
是	2 414	2 226(92.2)	2 141(88.7)	2 375(98.4)	2 331(96.6)
否	1 596	1 497(93.8)	1 436(90.0)	1 572(98.5)	1 540(96.5)
P 值		0.057	0.200	0.780	0.905

不同职务、学历、工龄、岗位、每周工作时间、轮班的员工在接触职业危险因素时佩戴防护用品时间的差异有统计学意义（$P<0.05$）。详见表 2.4.7。

表 2.4.7 员工接触职业危害因素时佩戴防护用具情况

单位：人数 n（比例/%）

一般情况	人数	不佩戴	有检查时佩戴	偶尔佩戴	全程佩戴	P 值
职务						0.003
一线工作人员	3 218	71(2.21)	260(8.08)	590(18.33)	2 297(71.38)	
班组长	478	3(0.63)	48(10.04)	68(14.23)	359(75.10)	
中层干部	314	2(0.64)	16(5.10)	65(20.70)	231(73.57)	
性别						0.171
男	3 291	61(1.85)	274(8.33)	609(18.51)	2 347(71.32)	
女	719	15(2.09)	50(6.95)	114(15.86)	540(75.10)	
年龄/岁						0.136
≤30	417	4(0.96)	33(7.91)	82(19.66)	298(71.46)	
31～50	2 073	34(1.64)	159(7.67)	389(18.77)	1 491(71.92)	
≥51	1 520	38(2.50)	132(8.68)	252(16.58)	1 098(72.24)	
学历						<0.001
初中及以下	229	8(3.49)	14(6.11)	44(19.21)	163(71.18)	
高中/中专	1 585	47(2.97)	162(10.22)	268(16.91)	1 108(69.91)	
大专/高职	1 185	12(1.01)	92(7.76)	212(17.89)	869(73.33)	
本科	836	7(0.84)	48(5.74)	167(19.98)	614(73.44)	
研究生及以上	175	2(1.14)	8(4.57)	32(18.29)	133(76.00)	
工龄						0.001
5 年及以下	1 537	16(1.04)	104(6.77)	300(19.52)	1 117(72.67)	
6～15 年	715	14(1.96)	59(8.25)	133(18.60)	509(71.19)	
16～25 年	1 002	29(2.89)	79(7.88)	166(16.57)	728(72.65)	
26 年及以上	756	17(2.25)	82(10.85)	124(16.40)	533(70.50)	

续表

一般情况	人数	不佩戴	有检查时佩戴	偶尔佩戴	全程佩戴	P值
岗位						<0.001
外操工	1 378	30(2.18)	131(9.51)	252(18.29)	965(70.03)	
内操工	655	11(1.68)	52(7.94)	117(17.86)	475(72.52)	
班长	416	3(0.72)	40(9.62)	62(14.90)	311(74.76)	
基层管理人员	748	10(1.34)	35(4.68)	170(22.73)	533(71.26)	
化验分析员	274	2(0.73)	21(7.66)	63(22.99)	188(68.61)	
机关人员	183	3(1.64)	12(6.56)	17(9.29)	151(82.51)	
后勤辅助等其他人员	356	17(4.78)	33(9.27)	42(11.80)	264(74.16)	
每周工作时间/小时						0.001
≤40	1 321	33(2.50)	103(7.80)	191(14.46)	994(75.25)	
41～50	2 081	35(1.68)	162(7.78)	403(19.37)	1 481(71.17)	
51～60	408	3(0.74)	33(8.09)	89(21.81)	283(69.36)	
61～70	102	3(2.94)	15(14.71)	17(16.67)	67(65.69)	
>70	98	2(2.04)	11(11.22)	23(23.47)	62(63.27)	
轮班						0.001
是	2 414	37(1.53)	226(9.36)	431(17.85)	1 720(71.25)	
否	1 596	39(2.44)	98(6.14)	292(18.30)	1 167(73.12)	

不同职务、性别、年龄、学历、工龄、岗位、每周工作时间的员工参加职业卫生知识培训频率的差异有统计学意义（$P<0.05$）。详见表2.4.8。

表2.4.8　员工参加职业卫生知识培训情况

单位：人数 n（比例/%）

一般情况	人数	从不参加	偶尔参加	偶尔缺席	从不缺席	P值
职务						<0.001
一线工作人员	3 218	194(6.03)	1 133(35.21)	292(9.07)	1 599(49.69)	
班组长	478	22(4.60)	178(37.24)	46(9.62)	232(48.54)	
中层干部	314	2(0.64)	121(38.54)	54(17.20)	137(43.63)	
性别						0.010
男	3 291	181(5.50)	1 182(35.92)	343(10.42)	1 585(48.16)	
女	719	37(5.15)	250(34.77)	49(6.82)	383(53.27)	
年龄/岁						0.005
≤30	417	26(6.24)	175(41.97)	48(11.51)	168(40.29)	
31～50	2 073	106(5.11)	713(34.39)	215(10.37)	1 039(50.12)	
≥51	1 520	86(5.66)	544(35.79)	129(8.49)	761(50.07)	

续表

一般情况	人数	从不参加	偶尔参加	偶尔缺席	从不缺席	P 值
学历						<0.001
初中及以下	229	18(7.86)	82(35.81)	21(9.17)	108(47.16)	
高中/中专	1 585	101(6.37)	572(36.09)	121(7.63)	791(49.91)	
大专/高职	1 185	59(4.98)	378(31.90)	104(8.78)	644(54.35)	
本科	836	35(4.19)	321(38.40)	113(13.52)	367(43.90)	
研究生及以上	175	5(2.86)	79(45.14)	33(18.86)	58(33.14)	
工龄						<0.001
5 年及以下	1 537	71(4.62)	590(38.39)	186(12.10)	690(44.89)	
6～15 年	715	47(6.57)	230(32.17)	71(9.93)	367(51.33)	
16～25 年	1 002	55(5.49)	342(34.13)	74(7.39)	531(52.99)	
26 年及以上	756	45(5.95)	270(35.71)	61(8.07)	380(50.26)	
岗位						<0.001
外操工	1 378	105(7.62)	487(35.34)	131(9.51)	655(47.53)	
内操工	655	35(5.34)	215(32.82)	59(9.01)	346(52.82)	
班长	416	18(4.33)	160(38.46)	39(9.38)	199(47.84)	
基层管理人员	748	27(3.61)	305(40.78)	109(14.57)	307(41.04)	
化验分析员	274	5(1.82)	105(38.32)	25(9.12)	139(50.73)	
机关人员	183	4(2.19)	53(28.96)	22(12.02)	104(56.83)	
后勤辅助等其他人员	356	24(6.74)	107(30.06)	7(1.97)	218(61.24)	
每周工作时间/小时						<0.001
≤40	1 321	60(4.54)	440(33.31)	104(7.87)	717(54.28)	
41～50	2 081	122(5.86)	735(35.32)	216(10.38)	1 008(48.44)	
51～60	408	27(6.62)	169(41.42)	50(12.25)	162(39.71)	
61～70	102	4(3.92)	53(51.96)	7(6.86)	38(37.25)	
>70	98	5(5.10)	35(35.71)	15(15.31)	43(43.88)	
轮班						0.377
是	2 414	135(5.59)	850(35.21)	224(9.28)	1 205(49.92)	
否	1 596	83(5.20)	582(36.47)	168(10.53)	763(47.81)	

3. 员工对工作场所安全认知及满意度情况

(1) 员工对工作场所安全认知

该部分数据来源同第一部分员工健康相关信息基线调查,由全体员工填写,清洗后有效问卷为 5 281 份。分析显示,员工对工作场所安全认可度较高,但仍有 32.24% 的员工认为该职业场所存在安全隐患。详见表2.4.9。

表 2.4.9　员工认为作业场所是否安全

	频数(n)	占比/%
很不安全	353	6.68
不安全	1 350	25.56
比较安全	3 150	58.65
很安全	428	8.10

（2）员工认为影响安全的潜在因素

对员工认为影响安全的潜在因素的调查显示，违规操作为最大的安全隐患。详见表2.4.10。

表 2.4.10　员工认为影响安全的潜在因素

影响安全的潜在因素	频数(n)	频率/%
违规操作	2 872	54.38
注意力不集中	2 317	43.87
缺乏安全操作规程	1 554	29.43
劳动组织不合理	1 321	25.01
作业场所环境不良	2 470	46.77
设备、设施有缺陷	2 479	46.94
缺乏个体防护用品	1 363	25.81
防护装置有缺陷	1 600	30.30

（3）员工对劳动条件的满意度

员工对劳动条件认可度较高，但仍有15.13%的员工对现有劳动条件不满意，详见表2.4.11。

表 2.4.11　员工对劳动条件满意度

组别	频数(n)	占比/%
满意	749	14.18
基本满意	3 733	70.69
不满意	708	13.41
很不满意	91	1.72

第三章

综合干预措施

根据对员工身心健康需求的评估,按问题严重性、普遍性、技术可行性、有效性排序,结合企业现有资源和管理层质性访谈结果,确定优先干预项目,制订整体规划,以指导健康企业建设为契机,确定员工全面健康干预措施,逐步实现全体员工职业健康、一般健康、心理健康的相互促进,全面落实"大健康"理念。

第一节 以健康企业建设为抓手推进措施落实

一、健全组织架构,完善工作保障

1. 加强组织保障

法人书面承诺建设健康企业并向全员告知,提高全体员工对健康企业建设工作的认识,并达成共识,为健康企业建设提供组织保障和资源保障。成立健康企业领导小组,健康、安全、环保、人力资源、党务、财务、工会、社团、生产部门、后勤辅助部门等均参与到健康企业建设之中,体现健康共建共治共享,并配置相应的人、财、物资源。为确保健康企业建设工作的延续性和有效性,健康企业建设工作领导小组成员根据企业部门人事变化及时进行调整,制定《员工健康管理实施细则》,督促相关部门制订实施员工健康管理计划,开展健康风险评估、健康档案管理和员工健康数据总结分析等工作,定期检查员工健康管理落实情况。

细化健康企业建设 60 条三级指标分工,明确各部门职责如下:

(1) 公司健康企业领导小组办事机构设在 HSE(健康、安全和环境)管理委员会,负责指导公司员工健康工作的开展,定期研究员工健康保护工作。

(2) 安全环保处在公司 HSE 管理委员会的领导下,配备专职健康管理人员,负责公司员工健康管理工作的综合管理,督促各相关部门制订员工健康管理计划和实施、开展健康风险评估、健康档案管理和员工健康数据总结分析等工作;组织检查各部门(单位)员工健康管理制度的落实情况;汇总各相关部门员工健康管理工作总结,定期报告员工健康管理工作。

(3) 职业病防治所在安全环保处领导下,负责员工职业健康管理、职业病危害风险识别分析、健康体检、职业病危害因素检测分析、职业病防护设施管理、个体劳动防护器具管理以及职业危害警示告知管理等工作。

（4）人力资源处（党委组织部）依法参加工伤保险；负责劳动合同中有关健康危害告知工作；负责全员健康教育与健康促进；协助实施员工健康检查；开展员工因病因伤缺勤监测，及时发现健康异常人员，定期分析缺勤原因，采取干预措施，减少疾病和意外伤害事件发生；负责对岗位人员的合理安排。

（5）财务处（财务资产部）负责为员工健康管理工作所需经费提供保障。

（6）企业管理（法律事务）处负责根据职责分工，协助主管部门督促各单位员工健康管理职责的分解落实，根据要求开展经济责任制考核。

（7）群众工作处负责公司员工 EAP 工作；负责员工心理健康的管理，开展心理健康评估和档案建立；督促职业病防治工作的开展，关心和促进职工劳动条件的改善；做好女职工体检和特殊劳动保护；组织一线班组倒班职工定期进行短期健康疗休养。

（8）宣传（统战）处配合各相关单位开展多种形式的全员健康教育与健康促进，参与员工 EAP 工作，普及职业病防治、劳动保护、健康生活方式、疾病预防、心理健康等知识。

（9）各部门、运行部（中心）、基层工厂负责健全本部门的员工健康管理网络，贯彻执行公司员工健康管理制度，落实各职能部门对员工健康管理措施要求，配合做好健康体检、健康风险评估识别、体质检测、健康教育培训、岗位调整、健康档案建立等相关工作。

2. 加强制度保障

将员工健康与企业发展紧密相连，完善 40 个职业卫生相关制度以及环境建设和关爱员工制度，除职业卫生的 13 个制度外，还包括《帮扶救助工作管理细则》《防范恐怖活动工作实施细则》《公共安全管理细则》《防止歧视及性骚扰制度》《控烟管理制度》《"健康职工""职业健康达人"评选制度》《补充医疗保险管理办法》《在岗职工休假疗养制度》《食堂管理系列制度》《"四害"防控制度》《员工福利体检制度》《饮用水管理制度》等等，并在每年公司一号文中明确将全员健康促进作为重要内容进行布置落实。公司每月开展员工健康工作落实情况的专项检查，健康安全环境部门（HSE）每月例会汇报员工健康工作进度和目标完成情况，所有检查出的问题均录入公司"三基"管理平台，明确责任人和整改措施方案，闭环管理。建立职业健康民主协调对话机制，建立职代会制度、厂务公开制度，签订集体合同，通过职代会规范化运行；通过集体协商，每 3 年一轮签订集体合同、"女职工权益保护专项合同"，维护职工健康权益；制定在岗职工休假疗养补贴发放办法，制定《医疗保险管理办法》，对个人自付医疗费用部分给予适当的补助，成立互济救助管理委员会，全面负责互济救助工作。

3. 落实激励措施

全面落实激励措施，调动员工参与健康企业建设的积极性。开展"金点子"工程并给予奖励，通过职代会提案、体检结果提问答疑、员工大讨论论坛等多种方式鼓励引导员工主动参与，并定期组织员工代表对职代会提案、劳动保护和为员工办实事项目的进度进行监督，持续加强员工健康关怀。定期组织职工代表专项巡视，包括劳动防护用品，夏季防暑降温工作及班组小药箱和急救箱的专项巡视等，提升员工主人翁意识。开展健康促进活动前，广泛征求员工意愿；活动中尽量选择上班时间，给予员工参与活动的时间保障，并给予毛巾、牙膏、宣传扑克等参与奖励品；活动后了解员工满意度。

二、强化基础建设，打造健康环境

1. 提升整体环境

启动绿色企业行动计划，开展长江沿线绿色风光带建设。累计投资上亿元开展区域环境综合整治，厂区绿化率30.6%，绿化覆盖率43.3%，开展公园修缮和提升、半成品罐区周边绿化提升、6号码头总排口花坛整治等，通过"属地化综合养护管理"，将绿化造林、项目环评、养护管理、补栽补种、植物检疫、病虫害防治等工作落在实处，保证苗木的成活率在90%以上，改造绿地面积不断增加，推动区域环境水平不断提升。

2. 优化生产环境

加大新技术、新工艺应用力度，采用低毒或者无毒的物质取代有毒物质，采取高效除尘设备取代老旧设备，全面禁用石棉及其制品，有效减少有害物质对员工健康的伤害。进行职业卫生专项科研和隐患治理，对多个高噪声设备进行了降噪治理，与外部专业机构合作开展大型空分高效降噪技术研究、噪声敏感人群调查研究，配合医疗机构特色专科开展心血管疾病、内分泌疾病成因和控制措施的探索交流。常态化开展厂区内环境清洁工作，认真落实垃圾分类管理，成立厂容监察队，每周开展环境监督检查，确保厂区内无卫生死角。实行环保24小时值班制度，聘请20名"环保信息员"，实行异味有奖举报，鼓励员工和社会公众主动参与环保监督，不断优化生产区域环境。

3. 改善办公环境

开展全民控烟行动，生产区域严禁烟火带入，室内公共场所严禁吸烟，广泛开展控烟宣传，营造良好控烟氛围。定期更新操作室内绿植，定期清洗消毒中央空调系统，每年委托第三方技术服务机构对室内环境卫生指标实施检测，定期识别职业病危害因素，按规定进行监测分析并及时在现场公示，改善员工工作环境。

4. 打造健身环境

建立职工文体活动中心，拥有400米塑胶跑道的体育场、阅览室、图书馆、篮球场、羽毛球馆、乒乓球馆、健身房等休闲健身场地，每四年举办一次职工运动会，定期组织登山、篮球、羽毛球、乒乓球、游泳、飞镖、旱地冰壶等比赛以及其他职工趣味活动等，免费开放各类运动场馆，定期更新运动器材设施等，为基层厂区"职工之家"配备跑步机、综合训练器械等健身器材，积极引导和激励广大职工投身到全面健身运动之中。2023年投入数百万元对羽毛球馆、塑胶篮球场以及体育场馆设施进行维修。

三、细化健康管理，用心服务员工

1. 加强健康服务管理

每年开展全员体检，切实做到应检必检，细化体检项目及周期，根据总部预防非工伤死亡指导意见结合公司职代会员工意见不断丰富完善体检项目，做到慢性病、职业病早发现、早诊断、早治疗。每年组织员工进行高血压筛查，建立35岁以上人群首诊测血压制度，重点筛查有饮酒史和高血压家族史的员工，提高高血压的筛查和高血压早诊早治的比例；积极开展高危人群的2型糖尿病筛查，针对有饮酒史和糖尿病家族史的员工，建议每半年至少测量1次空腹血糖，并接受医务人员的健康指导；大于40岁的员工，至少每年进行1次血脂检测。对高危人群增加体检频次和项目，如颈动脉彩超、动脉粥样硬化敏感指标、冠状动脉造影、脉搏波传导速度（pulse wave velocity，PWV）等。在厂区设置3个医疗急救站点，配齐专业人员和应急救援设备设施，负责对基层单位开展体检结果解答和现场宣教，定期开展传染病和季节性疾病预防和宣贯。为人员集中的操作室配备血压计、体脂秤和腰围测量尺，方便员工日常健康指标自测，创建人人参与健康管理的氛围。加强女员工保健，制定"女员工权益保护专项合同"，每年组织女员工进行妇科专项体检，定期开展女员工专题讲座，为全体女员工办理"康乐险"，把关心关爱女员工落到实处。

2. 加强健康档案管理及结果利用

与厂部医院合作，为患有高血压、糖尿病、血脂异常的员工分别建立健康档案；明确3个厂区内医疗站点的工作职责，开展员工健康随访工作，定期对重点人群进行随访管理，按照高血压、糖尿病、血脂异常防治指南落实防治工作，对病人的血压、血糖、糖耐量、血脂等指标进行动态观察，尽早发现并发症，及时给予治疗；针对曾患心肌梗死及脑卒中的人员进行健康干预，减少轮岗、加班、噪声、高空作业，加强心理疏导和情绪管理，加强均衡饮食及科学锻炼的指导，提高体检频次，做好应急预案，每半年评估一次高危员工健康状况与工作岗位的适配性，必要时进行岗位调整。安排专人负责职业健康体检档案管理，做到书面档案一人一档长期保管，公司目前保存有自20世纪80年代末至今所有员工历次职业健康体检档案近10万人份。建立高危人员清单，科学记录员工健康档案，制定健康干预方案并定期跟踪，做到一人一册。建立员工心理健康档案，做到一人一册，为动态干预及评估员工心理健康提供基础。建立高危人员"一人一策"健康档案，制定跟踪干预方案和实施计划。

3. 加强全员职业健康教育

提倡员工是自身健康的第一责任人,做好自身健康的管控。编制健康培训教材,每季度至少安排一次职业卫生学习,并将职业卫生培训作为新入职人员三级教育的重要内容,同时不定期邀请地方各类健康专家和大型劳动防护用品供应商、生产商来公司培训。

4. 做细做实传染病防控

成立以董事长和总经理为组长、分管安全生产职业健康的副总经理为副组长、各部门一把手为委员的疫情防控工作组,工作组下设办公室,办公室主要包括安全环保职业健康、总经理办公、人力资源、消防保卫、行政事务、物装采购以及宣传等部门人员,由WHP课题组提供技术支撑。编制《新型冠状病毒感染的肺炎疫情防控应急预案》,从预防与预警、疑似病例管理、应急处置、应急保障等多个方面对公司新型冠状病毒的应急予以规范,细化责任和措施,确保规范防治和应对;制定公司疫情防控措施方案,指导公司基层单位开展疫情防控和宣教工作,开展重点人群疫情监测、加强公共环节卫生管控、加强物资和技术保障、加强宣传和舆论引导等措施,防止外源性传染源输入,开展全方位消毒,配备防护口罩和体温监测;重视宣传教育,开展心理辅导,疫情发生后网上信息量十分大,广大职工对于科学防疫了解不多,需要予以正确引导,开通心理服务热线;对于在家隔离人员,做好关心关爱工作,安排人员定期电话沟通,了解职工困难,积极予以解决;定期组织监督检查是各项疫情防控措施落实的推动剂,组织对各基层单位疫情防控工作开展情况进行"四不两直"监督检查,宣传部门全程摄像,检查结果及时通报,通过检查推动,所有疫情管控措施均得到了有效落实。

四、培育健康文化,争做行业标杆

1. 多方法开展健康知识普及

通过网络、报纸、杂志、宣传画、电子屏等多种途径传播健康知识,定期组织开展健康教育活动。积极采用网络直播等新传播方式,宣贯"快乐工作,健康生活"理念,营造良好氛围。

2. 举办"健康职工"评比活动

为倡导职工"快乐工作、健康生活"的理念,推崇健康、文明、和谐、积极向上的生活方式,营造积极健康的工作、生活环境,每年开展一次"健康职工"评选,成功带动广大员工积极参与健康活动,让更多员工享受工作、享受健康。每次评选之前都会事先成立健康职工评选小组,从组织架构上保障评选工作的顺利推进。以国民体质测定标准和《中国成人超重和肥胖症预防控制指南》作为基础性指导标准,从心理和生理等方面明确8项评选指标。活动开展以来取得显著成效，获奖人数连年增加，近几届获奖人数均在 200 人左右，较活动开展之初有大幅提升，职工身体素质取得了立竿见影的效果。而"健康职工"的评选也成为企业健康发展的标志性节点，职工在日常工作生活中更加注意膳食结构平衡、个人体重控制、身体重要指标常态化监测等，日常巡检中更加注重个人劳动保护及职业病防治，企业健康氛围更加浓厚。同时每年开展职业健康达人评选活动，以带领并影响周围人群，普及职业健康观念，促进群体职业健康。

3. 多举措关爱员工身心健康

认真落实"走基层、访万家""走基层、访青年"，提升劳动保护，积极做好日常送温暖、高温送清凉、帮扶救助、大病救助等工作，选择大品牌质量好的劳动防护用品，个体防护规范配备。作业现场配备血压计、腰围尺、体重计、铲式担架等，冬季倒班岗位发放暖宝宝、生姜红糖茶、保暖头套等，夏季发放防暑降温毛巾。

4. 多形式参与社会公益活动

奉献清洁能源、践行绿色发展、依法诚信经营的同时，认真履行社会责任，积极投身乡村振兴、社会公益、志愿服务等社会贡献领域，增强人民群众幸福感、获得感，树立"党和人民好企业"形象。常态化开展"公众开放日"活动，已成为公司与社会公众零距离沟通、展现提升企业形象的品牌活动，截至 2022 年，共接待社会公众 346 批 11 000 多人次。坚持每年开展"学雷锋"志愿者便民服务、公益助学捐书等活动，积极为社会居民提供帮助。连续八年发布《社会责任报告》，连续六年与南京日报社联合举办"小记者走进绿色石化"活动，自觉承担健康教育基地的社会责任。大力倡导绿色出行，推广使用厂内公用自行车，公司公用自行车布点 30 处，投入车辆近 300 辆，骑车办事已经成为员工习惯。勇担防疫社会责任，迅速组织近百名党员、团员志愿者协助街道、社区开展核酸检测和入户调查工作，主动腾出自有酒店作为援宁医疗队休息点和密接人员隔离点，免费向周边村镇提供防疫人力、物力、财力支援，自觉履行国有企业健康社会责任，成为"一方有难，八方支援"的中坚力量。

第二节
慢性病健康干预

结合基线调查制定具体干预措施。针对高钠、低钾膳食，超重肥胖，过量饮酒，长期精神紧张，缺乏体力活动等慢性病发病危险因素，制定实施三级预防措施，达到"123"目标，即"1升2早3降"（1升是提升员工健康水平，2早是早发现、早治疗，3降是降低慢性病的发病、病残和死亡）。采取"333"措施，即面向3个人群（一般人群、高危人群和患者），关注3个环节（控制危险因素、早诊早治和规范性治疗），运用3种手段（健康促进、健康管理和疾病管理）。管控"44"重点，即4种主要生物危险因素（血压升高、血糖升高、血脂升高和超重/肥胖），4种主要危险因素（烟草使用、不健康膳食、身体活动不足和过量饮酒）。开展系列干预活动如减重大赛、健康食堂建设、健骨操比赛、线上线下联动方式健康素养知识竞赛、控烟专项干预行动、健身活动打卡机制、八段锦等工间操的推广、健康大讲堂等活动，提升员工健康素养。同时，通过开发"职业人群血压监测及干预系统""心血管疾病意外风险分级健康建议系统"等对高血压人群进行自我干预指导。

一、健康知识普及

通过多种形式积极开展健康教育活动，倡导健康的生活方式，鼓励员工适量运动，合理安排膳食，改变不良的生活习惯。定期为员工举办健康知识讲座，请专业人员讲授高血压的防治知识，重点讲授对象为文化程度较低的男性员工和有饮酒史、不经常进行锻炼的中层干部等，播放高血压的健康教育录像。发放一般健康知识、慢性病健康知识宣传手册，举办健康知识竞赛，播放健康知识宣传片等，内容包括缓解工作压力、减少工作相关疾病、体育锻炼、健康饮食、精神卫生、肿瘤防治以及高血压、糖尿病等慢性病防治等方面，提高员工的健康知识知晓率。利用新媒体科普健康知识，如注册微信公众号或微博账号，定时推送与健康（如高血压、糖尿病等慢性病）有关的内容，宣传如何防治高血压，普及糖尿病的防治知识，引导员工关注与阅读。企业内设立健康宣传栏，宣传合理膳食（清淡饮食）、适量锻炼、控制体重、戒酒等知识，鼓励患有高血压、糖尿病、血脂异常等慢性病的员工改变不良的生活习惯，控制体重，适当锻炼，从而减少疾病的发生。多种途径推送健康相关知识，包括健康生活方式、三减三健（内涵为减盐、减油、减糖、健康口腔、健康体重、健康骨骼)、如何保持心理平衡等。全民健康生活方式日开展慢性病义诊和宣传活动。组织大健康讲座，提升员工健康素养，改善不良生活习惯，倡导做自我健康的第一责任人。为员工举办健康相关知识科普教育时注重其精准性，重点传授对象为年龄大于50岁、文化程度低、一线轮班、男性、健康状况较差的员工。慢性病自我管理防治方面重点强调高血压规范用药和进行血压监测的重要性、糖尿病患者的规范用药和糖尿病并发症的防治、血脂异常的危害和并发症。

二、创建支持性环境

制定一系列有利于员工采取健康工作方式和生活方式的政策和规章制度，并确保实施，如控烟限酒制度、提供健康方式支持性工具等，主要措施包括创建健康食堂、设立无烟厂区，并在夜班场所提供血压计，所有人员上夜班前进行血压测量并登记，同时规定三级以上高血压人员禁止值夜班。通过举办竞走、运动会、"健康万步行"等相关体育活动，鼓励企业内的外操工、化验分析员、机关人员、后勤辅助等其他人员积极参加，让员工做到劳逸结合。健康食堂建设中，对食堂管理者及厨师开展专题培训，要求从源头控制油、盐、糖的使用，掌握减盐减油减糖的知识和技能，为员工健康饮食提供支持性环境。行政管理中心记录膳食中油、盐、糖用量，计算人均耗量变化情况，做好油、盐、糖使用管理工作，保证科学、营养、健康、卫生供餐。2022年白糖平均每月购买金额2 926.25元，2023年白糖平均每月购买金额2 712.73元，有明显下降；2022年盐平均每月购买金额854.17元，2023年盐平均每月购买金额535.91元，同比有大幅下降。

三、慢性病患者自我管理小组

在企业招募慢性病自我管理小组志愿者，由企业医生和志愿者共同担任组长组织开展小组活动，落实"医患合作、患者互助、自我管理"群防群控模式，通过系列的健康教育课程教给病人自我管理所需知识、技能以及和医生交流的技巧，每两个月线下活动一次，交流病情及生活方式心得，帮助慢性病病人在得到医生更有效的支持下，通过互相交流、提醒、督促和支持，依靠彼此力量解决慢性病给日常生活带来的各种躯体和情绪方面的问题。

四、生活方式指导

生活方式干预在任何时候对任何高血压患者（包括正常高值者和需要药物治疗的高血压患者）都是合理、有效的，主要包括：合理膳食，平衡膳食，公司食堂设立计划配餐人员负责营养配餐和管理，主动提供低能量、低脂肪、低钠盐膳食，做到菜品搭配科学健康，满足员工不同需求；控制体重，使BMI<24 kg/m²、男性腰围<90 cm、女性腰围<

85 cm；设立系列减重大赛，倡导健康身材体重；不饮或限制饮酒，建设无烟厂区并进行相应评比奖励；增加运动，举办群体性体育活动及相应运动竞赛，强度保持在中等到高等强度，并通过健康教育、讲座、培训等方式鼓励员工进行每周4～7次的中等强度体育锻炼，每次持续30～60分钟；减轻精神压力，保持心理平衡，通过EAP建设提升心理健康水平，具体措施详见职业人群心理健康干预部分。

五、对高血压人群进行分层管理

全面控制心血管危险因素，综合干预，结合药物治疗，针对高血压人群不同达标程度对人群进行分级管理，具体如下：对于血压已达标患者，实行一级管理，保持3个月1次的随访频率，并督促长期坚持药物治疗和生活方式等干预指导的非药物治疗，保持血压达标；对于血压未达标患者，根据高血压分级保持1～4周1次的随访频率，非药物治疗上强化生活方式干预并长期坚持，药物治疗上根据《中国高血压防治指南》推荐，遵循医嘱调整治疗方案。

六、心血管意外风险防范

1. 识别风险人员

规范管理风险人员尤其是职业禁忌人群，规定高危心血管疾病人群避免从事以下作业，如果已在此类岗位，则尽量进行调离：①高温作业，②电工作业，③高处作业，④压力容器作业，⑤职业机动车驾驶员，⑥高原作业，⑦噪声作业，⑧电焊弧光。轮值夜班前测量血压并上传干预平台，血压值达3级高血压系统自动报警，与企业健康监测员联系紧急应对，禁止当日值夜班。

2. 提升自救互救能力

开展"识别高血压急症和亚急症能力"培训活动，提高员工自救和互救水平。组织系统学习关于心搏骤停后的黄金"四分钟"相关知识，识别脑梗患者常见症状，设立定期相关知识技能考核以考察员工对心血管风险防范的掌握情况。普及心肺复苏互救常识，具体措施包括健康讲座、现场演练、定期安全考核等。

3. 开发心血管疾患线上干预系统

（1）开发"职业人群血压监测及干预系统"

高血压是最常见的慢性病，是心脑血管疾病最主要的危险因素，在未使用降压药物的情况下，收缩压≥140 mmHg和（或）舒张压≥90 mmHg诊断为高血压，其中一级高血压指收缩压140～159 mmHg、舒张压90～99 mmHg，二级高血压指收缩压160～179

mmHg、舒张压 100～109 mmHg，三级高血压指收缩压在 180 mmHg 及以上、舒张压在 110 mmHg 及以上。

在第二章中，健康信息问卷调查显示员工高血压检出率达到 28.38%，情况不容乐观。基于《中国高血压防治指南》和科学干预指导，课题组开发出供石化行业员工进行血压监测与干预的系统，员工输入血压值，便可知晓自己的高血压分级，得到专业干预建议，针对不同程度高血压进行分级，并进行如下干预指导措施：

① 正常血压者：保持每半年 1 次血压监测并上传，养成健康的生活习惯，积极参加体育锻炼，保持心情舒畅。

② 1 级高血压者：

a. 健康饮食，低盐饮食，每日食盐量不超过 5 g（少于一啤酒瓶盖的量），少吃肥肉、动物内脏、油炸等高脂食物，炒菜少放油，多吃新鲜蔬菜水果，不饮酒或少饮酒。

b. 不吸烟，避免接触二手烟。

c. 积极参加体育锻炼，坚持慢跑、散步等活动，推荐中等强度锻炼，根据身体状况安排具体活动。

d. 保持健康体重，体重指数应该控制在 $18.5\sim23.9$ kg/m² ［体重指数＝体重（kg）/身高（m）²］。

e. 保证睡眠充足，成年人最佳睡眠时间为晚上 10 点至早上 6 点。

f. 血压监测频率为每月 1 次，并每月上传血压值至系统，如发现血压异常波动，增加监测频率。

g. 保持心情舒畅，情绪稳定，减轻精神压力。

③ 2 级高血压者：

a. 健康饮食，低盐饮食，每日食盐量不超过 5 g（少于一啤酒瓶盖的量），控制体重，少吃肥肉、动物内脏、油炸食品等高脂食物，炒菜少放油，多吃新鲜蔬菜水果。

b. 忌烟酒，避免接触二手烟。

c. 在血压降至理想状态后进行适量运动，如慢步行走、打太极拳、跳健身操等。运动中如有不适及时终止，必要时就医。

d. 保持心情舒畅，情绪稳定，减轻精神压力；避免过度劳累，保持睡眠充足。

e. 建议血压监测频率为每周 1 次，二级高血压者每周系统上传其血压值，如发现血压异常波动，增加监测频率。

f. 高血压患者按医嘱进行服药。血压控制不理想时，建议及时就诊。

④ 3 级高血压者

a. 健康饮食，低盐饮食，每日食盐量不超过 5 g（少于一啤酒瓶盖的量），控制体重，少吃肥肉、动物内脏、油炸食品等高脂食物，炒菜少放油，多吃新鲜蔬菜水果。

b. 指导尽快戒烟、戒酒，同时避免接触二手烟。

c. 遵医嘱坚持长期药物治疗，不要自行停药或调整药物；服药后血压仍未控制者，建议及时到医院就诊。建议血压监测频率为每日 1 次，三级高血压者每天上传其血压数据。

持续三级高血压3天以上，系统会自动报警，企业健康管理人员与相关人员联系，进行健康指导并引导至医疗指导站点等医疗机构进行药物干预。

d. 保持心情舒畅，情绪稳定，避免过度劳累，保持睡眠充足。

e. 如出现收缩压≥180 mmHg和（或）舒张压≥110 mmHg，或意识不清、剧烈头痛头晕、恶心呕吐、视物模糊、眼痛、心悸、胸闷等状况应尽快到医院就诊。

（2）开发"心血管疾病意外风险分级健康建议系统"

血压水平与心血管疾病发病和死亡的风险之间存在密切的因果关系，脑卒中、心肌梗死等严重心脑血管疾病是否发生、何时发生难以预测，但发生心脑血管事件的风险水平是可以评估的，因此可通过对缺血性心血管疾病患病风险水平的评估和分层干预来有效控制危险因素，对人群健康进行全面的综合管理。本系统基于我国《心血管疾病一级预防中国专家共识》推荐的国人缺血性心血管疾病（ICVD）10年危险度评估表，将性别、年龄、是否吸烟、收缩压、总胆固醇、是否糖尿病、BMI纳入评估危险因素，计算总分，得出缺血性心血管疾病患病风险，预测未来10年患心肌梗死、卒中和心血管疾病死亡的风险（10年ICVD总分≤10为低危，11~12为中危，≥13为高危）。员工录入相关信息后，系统自动跳出风险级别及干预建议，各分级干预措施如下：

① 低危人群：

a. 健康饮食，低盐饮食，每日食盐量不超过5 g（一啤酒瓶盖的量），少吃肥肉、动物内脏等高脂肪食物，炒菜少放油，多吃新鲜蔬菜水果，不饮酒或少饮酒。

b. 不吸烟，避免接触二手烟。

c. 积极参加体育锻炼，坚持慢跑、散步等活动，推荐中等强度锻炼，根据身体状况安排具体活动。

d. 保持健康体重，体重指数应该控制在18.5~23.9 kg/m^2［体重指数=体重（kg）/身高（m）^{2}］。

e. 保证睡眠充足，成年人最佳睡眠时间为晚上10点至早上6点。

f. 定期监测血压，至少每季度测量一次，如发现血压异常波动，增加监测频率。

g. 保持心情舒畅，情绪稳定，减轻精神压力。

② 中危人群：

a. 养成良好饮食习惯，控制总热量，维持正常的体重。宜多吃些粗粮，以增加复杂的糖类、维生素、纤维素的含量；限制脂肪摄入，脂肪的摄入以植物脂肪为主，适当吃些瘦肉、家禽、鱼类；适量摄入蛋白质，蛋白质是维持心脏必需的营养物质，能够增强抵抗力，但摄入过多的蛋白质对冠心病不利；饮食宜清淡、低盐，高血压者食盐的摄入量每天控制在5 g以下；供给充足的维生素、无机盐和微量元素；忌高脂肪高胆固醇食物。

b. 忌烟酒，避免接触二手烟。

c. 高血压者将血压降至安全水平后，可考虑先进行少量运动，如慢步行走、打太极拳、做健身操等。但应注意的是运动时一定要量力而行，切忌逞强好胜。

d. 保持心情舒畅，情绪稳定，减轻精神压力，避免过度劳累，保持睡眠充足。

e. 定期测量血压，血压控制良好时，每月至少测量1次。如身体发生不适，增加测量血压频率，以便观察血压波动情况，必要时及时就医。

　　f. 高血压患者按医嘱服药，服药后血压仍未控制者，建议及时到医院就诊。

　③ 高危人群：

　　a. 注意饮食，控制总热量，维持正常的体重；宜多吃些粗粮，以增加复杂的糖类、维生素、纤维素的含量；限制脂肪摄入，脂肪的摄入以植物脂肪为主，适当吃些瘦肉、家禽、鱼类；适量摄入蛋白质，蛋白质是维持心脏必需的营养物质，能够增强抵抗力，但摄入过多的蛋白质对冠心病不利；饮食宜清淡、低盐，高血压者食盐的摄入量每天控制在5 g以下；供给充足的维生素、无机盐和微量元素。

　　b. 高血压患者应遵医嘱坚持长期药物治疗，不要自行停药或调整药物；每周监测血压，服药后血压仍未控制者，建议及时到医院就诊。

　　c. 保持心情舒畅，情绪稳定，避免过度劳累，保持睡眠充足。

　　d. 定期体检。在医生的指导下定期复查体重、血压、心率、血糖、血脂等。

　　e. 如出现收缩压≥180 mmHg 和/或舒张压≥110 mmHg、意识不清、剧烈头痛头晕、恶心呕吐、视物模糊、眼痛、心悸、胸闷等状况应尽快到医院就诊。

第三节　职业心理健康干预

一、职业心理健康干预概述

　　常见的职业心理健康问题包括职业紧张、职业倦怠、抑郁、焦虑等，易导致睡眠障碍、心脑血管疾患，甚至"过劳死"、自伤或自杀等严重危害员工身心健康的结局，并因此造成包括事故、缺勤、离职、医疗、保险支出增加及生产力下降等产生的直接和间接经济损失。世界卫生组织（WHO）将职业紧张视作"21世纪的流行病"，并将2017年世界精神卫生日的主题确定为"工作场所的精神卫生"。据WHO报告，职业紧张所致的劳动力损失已居职业相关疾病所致疾病负担的前十位。《健康中国行动（2019—2030年）》发布的"职业健康保护行动"亦指出，工作压力导致的生理、心理等问题已成为亟待应对的职业健康新挑战。本研究基线调查显示，缓解工作压力需求排在员工健康需求最前列。参与心理健康调查的3 763人中，职业紧张人数为1 143人，检出率为30.4%，抑郁症状检出率为44.4%,焦虑症状检出率为35.6%,失眠症状检出率为41.1%,疲劳蓄积检出率为63.2%,低生活满意度检出率为53.6%,肌肉骨骼疾患检出率为78.0%,职业紧张及健康效应状况不佳,员工心理健康状况不容忽视。职业心理健康影响因素包括组织文化、有效的领导、礼貌与尊重、心理支持、认可与奖励、参与和影响、工作负荷管理、团队精神、心理及人身安全保护、心理素质与要求、成长与发展、工作与生活平衡等。此外,还包括工作场所欺凌、骚扰、暴力、歧视等对员工心理造成的伤害。关注员工工作压力的分布特征,结合深度访谈进一步调查压力原因,开展系列心理健康服务,改善工作环境,调节员工情绪,加强心理辅导,强化管理等措施有助于解决员工职业心理健康问题。

1. 一级预防

一级预防指针对职业紧张的来源,从源头减少或消除对员工心理健康的影响。危险的实体工作环境是影响职业心理健康的一个重要因素,企业内的组织管理和工作制更能造成员工职业紧张,如工作量"欠载"或"超载"、工作难度大、轮班、工资低、制度缺乏人性化、单调重复劳动等。改进措施主要包括:改善工作环境,如引进先进设备以减轻人工劳作的压力等;改善组织文化,提升企业文化,营造和谐、平等、有归属感的工作氛围;文体活动多样化,如组织体育活动、比赛、锻炼等;改变员工的工作负荷,提高员工岗位适配性;工作重新再设计,改善劳动组织结构,如增加上下午工间休息次数、减少轮班制、适时调岗等;清晰描述职责以避免角色冲突;增加员工在决策中的参与,制定相关制度保护员工免受暴力、歧视或性骚扰的侵害,完善健康相关制度并及时修订等。

2. 二级预防

二级预防主要是改变员工对工作中压力源的反应方式,提升维护心理健康的技能。二级预防是对所有员工的心理以及生理健康进行动态监测,并根据监测结果进行分层干预,实施针对性的干预计划。根据不同心理症状危险程度对人员进行分级,根据不同风险创建微信群,以每周两次的频率,多层面多渠道普及心理健康相关知识,以期风险人员能够在知识知晓、缓解压力措施、积极应对方式上面有积极的效应。组织定期培训,提升员工维持身心健康的知识和技能,包括职业紧张危害及缓压知识、肌肉骨骼疾患防控知识等,鼓励员工采取积极应对方式以减缓职业紧张,减少早期健康效应。

3. 三级预防

三级预防旨在治疗和帮助那些已经暴露在职业心理危险因素之下并产生持久的职业紧张及早期健康效应如焦虑、抑郁、失眠、职业倦怠,甚至出现了自伤或自杀倾向等的劳动者。根据需要提供职业心理康复服务、咨询、员工援助项目(employee assistance programs,EAP)和重返工作项目(return to work programs)、心理危机干预等。

根据基线调查结果,针对员工突出的心理健康问题,重点关注40～49岁、低学历、低收入、离婚或已婚分居两地、长工时、较长工龄、职务为班组长、倒班的人群,并且注意采用组织与个体相结合的干预方式的效果优于单独干预的效果。对高危人群由心理咨询师主动对接，进行"一对一"援助。对具有重度焦虑、抑郁等心理行为异常和精神障碍人员，在及时开展心理援助和治疗的同时，考虑暂时调离可能影响生产安全和他人安全的岗位，安排从事力所能及的工作。不适合外派的出国人员及境外人员，不得派出或立即安排回国。并注意在6个月内对内部调离人员的健康状况进行随访、评估并做出是否返回原岗位或继续调离的决定。

二、实施员工援助计划

员工援助计划（employee assistance program，EAP）又称员工帮助计划、员工心理援助计划（employee psychological assistance program，EPAP），是指企业为员工设置的一套系统的、长期的福利与支持项目。通过专业人员对组织的诊断、建议和对员工及其直系亲属提供专业指导、培训和咨询，旨在帮助解决员工及其家庭成员的各种心理和行为问题，提高员工在企业中的工作绩效。

1. 组建EAP队伍

将EAP培训与基层工会主席培训班、班组长培训班相结合，把基层工会主席、班组长都培养成为EAP的具体实施者和基层传播者，实现EAP工作的网格化推进。2020年起，每年举办EAP兼职工作人员培训班，培训内容从EAP基础知识、职场角色转换、家庭子女教育、传统文化教育、体育运动常识等，到个体咨询模拟、团体辅导、个案督导等，受众人群涉及各个群体。

加强EAP骨干队伍培训，公司每年选派职工参加总部及上级工会举办的EAP骨干培训班，已组建了一支27人的EAP工作骨干队伍和60人的基层EAP兼职工作人员队伍。多人持有国家二级心理咨询师资格证书、国家三级心理咨询师资格证书、南京市职工心理辅导员证书，其中有些EAP骨干已经能够独立组织开展职工EAP活动。

2. 加大EAP宣传力度

EAP的宣传推广可以起到服务和工具的双重功效，通过一系列的宣传推广活动，普及员工心理援助计划相关知识，强调一级预防和自我保健，鼓励员工及其家庭成员和用人单位管理者了解并使用员工心理援助计划。

工会在工会网上设立心理健康学习园地，上传相关的EAP知识课件文件供职工下载学习；开设"健康网"，定期在网页上更新相关EAP知识和案例分析；在企业内刊"健康之友"栏目、"心灵驿站"栏目、职工之家微信公众号均开辟EAP专栏。把职工书屋、职工阅读组织建设与EAP工作相结合，鼓励职工阅读组织经常性开展形式多样的阅读活动，通过阅读缓解职工压力。向一线班组赠送EAP书籍，将EAP深入到班组一线。公司将各单位EAP工作情况纳入经济责任制考核，有效保障EAP各项工作的落实。

3. 打造心理帮扶服务室

为了能够更好地做好员工心理健康帮扶工作，先后建立了"职工心理健康教育服务站""LAB心晴驿站""润心堂""向日葵""四叶轩""心灵小憩""心灵驿站"及消防保卫支队心理健康服务室等11个心理帮扶工作室并获得南京市总工会"职工心理健康服务室"命名。此外，2020年委托专业心理健康辅导室设计机构在职工文体中心图书馆二楼创建一个符合心理帮扶标准的服务站。为将场地最大程度地合理化利用，将现有的场地分成多个功能区，包括心理疏导区与沙盘区、身心放松减压区与心理测评区、情绪宣泄区等3大功能区。

（1）心理疏导区与沙盘区

心理咨询是EAP的核心技术之一，包括针对组织的咨询、针对员工主管与工会人员的咨询、针对员工及其家属的咨询。EAP不仅可协作解决个体困扰，同时可成为组织的有效管理工具。其中，心理咨询是EAP咨询中的重要内容。按照形式，咨询包括团体心理咨询和个体心理咨询。心理疏导区与沙盘区用于与职工的面谈、心理疏导，安排在窗户旁边、采光好的区域，让人心情放松，易打开心扉。格调以温暖、放松、安静为主，配备心理沙盘1套及心理学挂图等心理学产品、2张舒适软沙发（呈90°摆放）、茶几、抱枕、录音笔、监控设备、纸巾、绿植、垃圾桶等。空间采用漫反射光灯具，安装空调，窗帘配合房间主色调，选用温馨淡雅的颜色，墙壁涂料或壁纸颜色为米黄、淡蓝、浅绿，地面采用暖色调地板，耐磨、防滑。

（2）身心放松减压区与心理测评区

身心放松减压区用于帮助职工放松身心，通过艺术的形式和先进的专业设备，为职工营造一种减压放松的环境，提供一套完善的自我情绪调节方法。区域内放置智能身心舒缓减压平台1套、智能反馈型体感音乐放松椅1张、音乐同步按摩放松椅1张，系统由专业的硬件和软件共同组成。因场地有限，可利用该区域电脑装配心理测评系统一套，既可供全公司职工远程在线心理测评，保存好职工心理档案，也能实现心理咨询在线预约，还能同步形成心理网站，成为公司对内和对外的EAP宣传窗口。

（3）情绪宣泄区

鉴于石化行业的特殊性，职工的工作时间长，心理压力和负性情绪容易长期堆积，如果能在可控的范围内将心中的不快和压抑用适当的方法表达出来，会有助于释放掉不良情绪，保持身心的健康。

情绪宣泄区就是一个可以在合理范围内宣泄情绪的场所。在这里，职工可以通过身体强烈运动或大声呐喊的方式，将内心压抑的郁闷、烦躁、愤怒等不愉快的情绪、情感进行宣泄，达到心理调适的目的。通过建立整体受保护的情绪宣泄区，可以明显提升心理压力释放的安全性、可靠性和有效性，从而为进一步的心理疏导创造良好氛围。宣泄区配备智能呐喊宣泄仪、智能击打宣泄仪、硅胶发音宣泄人、智能互动宣泄仪、硅胶沙包、涂鸦墙、心理宣泄挂图等心理学产品。基础配套设施需要隔音设备、软包装、绿植等。地板采用专业运动地板，舒适、耐磨、防滑、抗震性良好的运动地板可有效缓解运动压力，为运动者提供良好的运动环境，并防止滑倒、跌伤、扭伤等意外伤害。

4. 开展心理危机干预

心理危机包括员工突发性灾难事件、大规模裁员、并购中的文化冲突、暴力事件、自然灾害、群体职业中毒、传染病暴发等群体危机，以及员工个体的自杀事件、亲人的丧失、重大疾病、创伤性的灾难事件、家庭暴力、婚姻或情感破裂等等。基线调查显示，23.89%的员工曾经有过轻生或自我伤害念头，因此开展心理危机干预非常必要。2020年5月24、25日邀请全国心理危机干预公益热线的培训老师对企业14名EAP志愿者骨干进行了"心理危机及干预实操培训"初级课程的培训，并指导他们考证成功，促进企业员工健康EAP工作。培训内容以理论学习与操作培训相结合的形式呈现。培训包括以下内容：心理危机干预概念、分类、层次，心理危机的干预和判别，心理危机干预基本技术，心理危机线上干预系统等。以此确保理论系统扎实，实操落地有效，为后续实施有效干预措施做好基础。

危机事件干预包括重大事件和一般事件危机干预。重大事件危机干预是指当出现自杀、工作场所暴力、裁员、组织变革等紧急、重大事件时，EAP提供危机干预服务，帮助面对危机的员工个人和组织共同渡过难关。一般事件危机干预是指个体精神疾病发作、遭遇亲人丧失等个人重大事件，基层班组长管理过程中受到人身威胁等，EAP及时给予心理评估与心理疏导，协助企业更好地帮助到特殊员工。构建一线员工EAP小帮手，推行心理健康助手计划，完善一线心理健康体系保障。选拔一线人员培训，成为员工心理健康的"探测器"，及时上报一线发生心理危机的高危人群，一般会出现九大征兆，即"六变三托"。"六变"具体包括：性情改变，如原来阳光开朗的人变得孤僻和害羞；行为改变，指该做的事不做，做自己不应该做的事，如一反常态经常上班迟到；花钱改变，如一向吝啬的人突然大量捐款；言语改变，如热衷讨论来生等；身体改变，如身患重病或残疾；环境改变，如工作调整、晋升受挫、天灾人祸等。"三托"包括"托人""托事""托物"。"托人"指突然向亲友嘱咐加强照顾某人，"托事"指突然把自己的重大事件委托他人完成，"托物"指突然将贵重物品或宠物送人。出现以上情况，"探测器"们会与心理咨询师联系，引导员工进行面对面咨询，必要时进行转介。

三、开发和实施智能干预

1. 开发线上自测和干预系统

（1）职业人群焦虑症状自测及干预系统

焦虑是一种较为常见的情绪障碍，长期存在焦虑反应的人容易发展为焦虑症。心理健康基线调查显示,员工焦虑症状高达35.6%。为有效缓解干预员工的焦虑症状,增强心理应对能力,基于由Zung编制的焦虑自评量表(SAS,一种广泛应用于分析成年人主观焦虑症状的简便测评工具),开发出本系统,内容包括基本信息、焦虑自评测试和干预措施三部分。焦虑自评量表由20个条目组成,各条目分为4级评定,"1"表示没有或很少时间有,"2"表示有时有,"3"表示大部分时间有,"4"表示绝大部分或全部时间都有。20个条目中有15个用负性词陈述,按上述1~4顺序正向评分;其余5项(第5、9、13、17、19项)用正性词陈述,按4~1顺序反向评分。累积各条目得分为总粗分,总粗分×1.25得标准分,标准分范围为0~100。根据标准分判定焦虑程度:标准分<50分,判定为无焦虑;标准分50~59分,判定为轻度焦虑;标准分为60~69分判定为中度焦虑;标准分为70分及以上时判定为重度焦虑。针对不同焦虑程度人群,对其自我干预建议如下:

①无焦虑人群:继续保持良好状态,积极参加体育锻炼,早睡早起,养成健康的生活习惯,保持身心愉悦!

②轻度焦虑人群:

a. 首先调整好心理状态,保持平和心态,多与亲朋好友沟通交流,做些能让自己消遣放松的事,如运动、听音乐、看电影等,缓解内心压力与不适。

b. 如果感到情绪低落、身体素质下降,应进一步寻求心理咨询师和精神科医生等专业人士的帮助。

③中度焦虑人群:

a. 该部分人群可能会感觉到注意力下降、记忆力减退、做事缺乏兴趣,可通过运动、冥想、听音乐等方式调节心理状态,排解压力,适当放松身心,注重劳逸结合。

b. 鼓励多与家人、朋友倾诉,说出自己的困扰;做感兴趣的事情,如画画、练字、看电视剧等,转移注意力,提升好心情。

c. 如果发现有症状加重的趋势,及时咨询精神科医生或心理咨询师,必要时在医生指导下接受药物治疗。

④重度焦虑人群:

a. 该人群可能感到情绪低落,容易紧张着急、烦乱惊恐、心跳加速,还可能出现身体素质下降,如脸红发热、手脚发抖打战、头疼、胃痛和消化不良等。

b. 建议到正规医院的精神科或者心理健康专科就诊,在专业医生的指导下进行心理治疗和药物治疗,遵医嘱服药,不要自行停药。

c. 注重运动与饮食,饮食以清淡为主,少食辛辣刺激性食物,坚持锻炼身体,适量运动,早睡早起,保持规律的生活作息,让大脑和身体都得到良好的休息。

d. 多与家人和朋友沟通,向值得信赖的人倾诉困扰。要相信朋友可以排忧解难,相信医生能够提供专业的治疗。

(2)职业人群抑郁倾向风险自评系统

抑郁症在当今社会随处可见却又难以察觉,这种心理病症严重损害自身的社会职业能力,降低人体免疫功能,使生理机能减退,社会、工作和生活质量下降,严重影响慢性病的康复。可以通过对抑郁症状这种早期健康效应的检出进行及时干预，缓解其心理障碍或情感障碍，避免恶化为临床病症。心理健康基线调查显示员工的抑郁症状检出率为44.4%，整体情况较为严峻，不容小觑，亟须开发相应干预软件系统加以干预指导。本系统基于"患者健康问卷"（Patient Health Questionnaire，PHQ-9），对调查对象抑郁症状进行评估。PHQ-9抑郁症状筛查由9个条目构成，根据过去两周内出现症状频率进行评定。各条目计分采用Likert 4级赋值法，从"从来没有"到"一直如此"分别记为0~3分。以总分≥10分定义为有抑郁症状，且得分越高，抑郁症状程度越严重。评分标准为完全没有=0分，有几天=1分，一半以上天数=2分，几乎每天=3分，总得分为1~9条目得分之和，理论总分为0~27分。根据得分判定0~4分为无抑郁，5~9分为轻度抑郁，10~14分为中度抑郁，15~19分为中重度抑郁，20~27分为重度抑郁。针对不同抑郁症状程度人群，对其自我干预建议如下：

①无抑郁：建议人群继续保持良好状态，积极参加体育锻炼，养成健康的生活习惯，保持乐观心态。

②轻度抑郁：

a. 说明此种情况是特殊的应激时期会出现的反应。调整好心态，保持身心愉悦，早睡早起，多与亲朋好友聊聊，通过运动、听音乐、倾诉等方式缓解内心压力与不适。

b. 如员工反映感觉失眠严重、心情低落等有加重趋势，推荐进一步寻求精神科医生或心理咨询师的帮助。

③中度抑郁：

a. 察觉到员工心情低落，注意力不太集中，推荐指导适当运动，养成规律的作息，学会休息和放松，组织户外运动如接近大自然。

b. 做能让自己消遣放松的事，如听音乐、看电影、游玩等；多与他人沟通，缓解内心压力与不适。

c. 如果没有改善，咨询精神科医生或心理咨询师，必要时在医生指导下接受药物治疗，按时随访。

④中重度抑郁：

a. 该部分人群可能感到心情低落，睡眠质量差，做事提不起兴趣，不愿意和别人交流等。

b. 坚持锻炼身体，适量运动，吃饱穿暖，早睡早起，别对自己太苛刻，做些能让自己轻松快乐的事。可以和亲朋好友说说自己的困扰，同时尽早在专业心理医生的指导下进行心理治疗和药物治疗，遵医嘱服药，不要自行停药。只要积极尽早接受咨询与帮助，事情会朝着好的方向发展，坚定必胜的信念，相信自己！

⑤重度抑郁：

a. 可能每天都感觉心情低落，对什么都丧失了兴趣，包括自己以前喜欢做的事，思维变得缓慢，不愿和人交往，严重时个人卫生也不顾了，可能还会存在记忆力下降、睡眠障碍、乏力、食欲降低、体重下降等。

b. 调节该人群心态，缓和恐惧心理，说明现在是重度抑郁倾向，还不是抑郁症，我国有约4%的人患有抑郁症，通过药物等综合治疗是可以改善的。督促该部分人群尽早咨询专业心理医生，坚持遵医嘱进行药物治疗和心理辅导。如有轻生念头，千万不要单独待在一处，要及时寻求亲朋好友或专业人员援助。要相信自己能够战胜疾病，相信朋友能够排忧解难，相信医生能够提供专业的治疗。

（3）职业紧张自测及干预指导系统

职业紧张也叫工作压力，是指个体所在工作岗位的要求与个人的能力、资源或需求不匹配时出现的生理和心理反应，如果持续存在，可导致身心健康损害。心理健康基线调查显示员工职业紧张率为30.4%，职业紧张员工中轻度职业紧张者为53.1%，中度职业紧张者为22.4%，重度职业紧张者为24.5%，需引起重视，及时干预改善。本系统内容包括基本信息、职业紧张自我测试〔采用中国疾控中心职业卫生与中毒控制所牵头编制的我国职业人群"职业紧张测量核心量表"(COSS)〕、自感工作压力及干预措施四部分。COSS量表评分标准如下：完全不同意=1分，不同意=2分，基本同意=3分，同意=4分，非常同意=5分。B1～B5、B16～B17采用反向计分法，B6～B15采用正向计分法，COSS总分=（6-B1）+（6-B2）+（6-B3）+（6-B4）+（6-B5）+B6+B7+…+B15+（6-B16）+（6-B17）。理论总分为17～85分。评分规则：17～50分为无职业紧张，51～55分为轻度职业紧张，56～60分为中度职业紧张，61～85分为重度职业紧张。针对不同职业紧张程度人群，对其自我干预建议如下：

①无职业紧张：请继续保持良好心态和健康的生活习惯，必要时可以适当增加一些工作量和工作强度，实现自我价值！

②轻度职业紧张：

a. 无须过于担心，适度的职业紧张可以激发潜能，提升创造力和工作效率。

b. 如果感到紧张反应、不良情绪等有加重趋势，并伴有失眠等现象，可以寻求心理咨询师等专业人员的帮助。

③中度职业紧张：

a. 可能会感觉到工作任务重、内容枯燥、节奏快、工作时间不合理、情绪压抑、疲竭感等。

b. 建议该部分人群通过合理工间休息、做好时间管理、积极参加运动项目、早起早睡等方式调整，注重劳逸结合，调节好情绪，排解压力。

c. 多与同事朋友沟通，说出自己工作时的困扰以及不良情绪以寻求情感支持；空闲时多做感兴趣的事，如下棋、看书、画画等，可以有效缓解紧张情绪。

d. 如果发现职业紧张程度有加重趋势，及时向心理咨询师等专业人员寻求帮助。

④重度职业紧张：

a. 该部分人群可能感受到工作量大、单调、工作与家庭生活无法达到平衡、人际关系不和谐、工作制度不合理、周围环境氛围过于压抑、自己不能胜任此时的工作岗位或对现有获得的工作成果不满意、工作不够自由等明显影响到个人生活的负面情绪。

b. 建议其主动学习心理健康相关知识，提高缓压能力；避免吸烟、酗酒、沉迷游戏等不良解压方式。科学解压，积极锻炼身体；早睡早起，保持充足的睡眠；化压力为动力，提升工作价值感。

c. 面对工作困扰，主动与家人、同事、领导、工会等进行沟通，不要过度隐忍、克制、隐藏情绪，多向值得信赖的人倾诉。

d. 综合考虑自己是否适合现在的工作岗位，必要时考虑申请调岗，避免因工作岗位不适配而产生过度紧张。

e. 如果感觉严重至伴有抑郁、焦虑等不良心理效应，尽快向心理咨询师或专业机构寻求帮助，重度职业紧张可以通过多方调节得到有效缓解，调整心态积极应对，科学缓解压力。

2. 开发和实施智能 EAP

尽管公司采取了一系列措施，如开展员工心理援助项目、建设心理咨询室、开展谈心谈话活动等，但长期以来员工职业心理健康依然不容乐观。为改善职工心理健康状况，以积极心理学、认知行为训练疗法等理论为依据，通过深度访谈，了解到职工情绪最低落的时间是夜深人静时，苦于现有的单位心理健康服务很难满足需求，于是急员工所急，免费为本公司全体职工提供智能心理援助系统，涵盖心理健康知识科普、心理健康干预指导、缓解压力小游戏、心理症状测评等多部分内容。员工只要打开单位微信公众号，输入手机号获取验证码即可登录。为激发员工关注自身心理健康，根据员工使用率、使用时长和次数，发放相应的礼品，使用时长越长，次数越多，获得礼品的概率越高。礼品包括牙膏、帆布袋、大雨伞、毛巾套盒、血压计、体脂秤等等，琳琅满目，极大地激发了员工参与积极性。

（1）智能心理咨询系统

智能心理咨询系统即"智愈站"板块，使用智能心理机器人"化化"，她能够 7×24 小时陪伴，随时倾听员工心声，不论遇到情感、亲子、人际、职业、个性等困扰，还是纠结郁闷之时，都可以跟她聊聊。她可以像贴心好友一样倾听喜怒哀乐，同时又可以给出专业的建议和训练，24 小时全天在线，随时随地，想聊就聊，使员工可以通过科学自我指导及时调节心理不良情绪，开展舒缓压力技能培训等，避免心理不良症状的恶化以及不良效应。

（2）心理健康体检系统

心理健康体检系统即"探索自我"板块，覆盖心理状态、趣味测评、情绪健康、人格探索、亲子关系、个人成长等众多心理健康测试量表，员工填写提交后会获得检测报告，对结果进行分析和指引。

（3）智能心理训练系统

智能心理训练系统即"跟我练"和"秒解压"板块等心理疗愈工具。"秒解压"通过心理游戏提升专注力、提高逻辑力、增强记忆力、强化反应力，通过冥想提升自我幸福感,通过正念脱离情绪的恶性循环。"跟我练"包括"亲密关系""挖掘自我优势""提升幸福力""提升沟通力""提升情绪调节能力""战胜低自尊""提升执行力""焦虑清除""应对孤独"等等,设置阶段性训练内容,运用国际权威的心理技术,心理机器人全程陪伴员工心理成长。

(4) 心理知识学习系统

心理知识学习系统包括"个人成长""心理病症""心身健康""婚恋情感""精品课",邀请大学心理系团队打造百余节系统心理课程,供员工免费学习。

(5) 危机预警与干预系统

该系统设置管理接受预警信息的联系方式,一旦员工触及危机信号,如与"化化"聊天过程中,高频出现自杀念头或采取相应措施、心理测评中出现重度抑郁等,系统自动报警,管理员收到后可查看并处理预警事件,减少危机事件的发生。

(6) 心理档案管理系统

管理员可查看、导出用户信息。每名用户匹配唯一的 ID,生成个人化心理档案,进行数字智能化的管理。通过查看测评结果管理和测评库,可查看用户测评结果,深入掌握用户心理健康状态,进行精准化管理。

第四节

职业病危害治理

一、开展职业健康安全大检查

根据基线调查结果,针对员工提出的职业健康安全隐患,进行职业健康安全大检查。①检查工作场所中潜在的健康危险因素,包括不符合人类工效学的设备、作业方式等,进行全面排查,逐步整改。②举办安全隐患及防范"金点子"征集比赛,注意与员工平等对话,听取他们的建议,根据员工提出的职业危险因素,进行深入走访了解,将整改落到实处。③对于作业过程中不规范的操作用图例做成彩图,张贴在操作一线,时刻警示。④完善和遵守安全操作规程,将安全操作规程作为工作的第一章程,不定期对员工的安全规范操作进行考察。⑤开展生产生活辅助用室和中小化验室健康条件专项排查。

二、预防肌肉骨骼疾患行动

推行生产线认证制度,对生产线认证对象开展人体工程学分析后进行绿线、黄线、红线等 3 个等级的分类管理。针对黄线、红线范围人员,通过自动化改善,取消及减少人工搬运及手工重复作业;通过辅助工具(工作台/货架/推车)的改善,纠正不良作业姿势;通过作业流程简化及合理布局,减少员工重复作业及移动距离,减少员工肌肉骨骼负担作业。

三、改善工作环境,完善设施

各部门在可能发生职业伤害的场所设置符合标准规范的、安全的、满足员工健康要求的安全设施、职业病防护设施和应急救援设施等劳动保护设施。落实接触毒物、粉尘、噪声等职业性有害因素的作业以及采样化验分析作业、夏季室外露天作业、受限空间作业、切割焊接打磨作业、探伤作业等的防护措施与应急救治措施。作业场所、作业岗位、设备、材料(产品)包装、贮存场所等应当按规定设置警示标识,警示标识应醒目、易于阅读和正确理解。针对员工不满意的"痛点"分步骤整改,尤其对防毒设施、防噪声设施、防尘设施以及应急救援措施等,将不完善、不符合规定的设施进行替换或者修整,保证设施正常运行。进一步宣传吸烟的危害,严格执行厂房禁烟。

四、加强个人防护

在个体防护装备的选用、配备、采购、验收、保管、发放、使用、维护保养、更新及报废等实施全过程管理中,各部门严格按照《公司劳动防护用品管理实施细则》执行,提供的个体防护装备应当符合国家和集团公司要求。确保个人防护做到位,保证个人防护设备佩戴齐全,提供有效的个人防护用品保护员工身体健康。

五、规范职业健康培训

规范岗前和岗中职业卫生培训,考核合格者方可上岗。让员工了解作业场所中存在的职业危害因素,提高员工职业病预防认知水平和能力。

六、噪声治理

噪声是石化企业重要职业病危害因素之一,是集团公司内各家共同面临的难题。随着生产装置规模化、大型化以及作业人员工作的连续性,噪声问题越来越突出。如何改善作业环境确保作业场所噪声接触限值符合职业卫生标准，减少高噪声设备对人员的健康影响是职业卫生管理人员面临的棘手问题。全面实施听力保护计划，研究建立危害工程防护重点实验室，研发先进适用的职业病危害防治新技术、新工艺、新设备和新材料，开展噪声防控技术研究，解决噪声治理难题。

源头控制是新改扩项目实现岗位噪声接触符合卫生限值的有效方法，从预评、基础设计、大机组采购、项目施工到最终验收，把好项目实施过程每个环节，严把验收关能够实现噪声接触水平的控制。而对于已经在运行的生产装置，区域高噪声设备的降噪治理是降低区域噪声强度最为有效的措施。企业重视作业现场职业健康环境管理，职业病危害因素的浓度和强度虽然均符合国家职业卫生标准要求，但职业体检资料显示，员工存在高频听力下降的问题。为了进一步做好员工健康关心关爱工作，切实保障生产人员健康安全，对高噪声场所进行了充分调查，制定了"先易后难，逐步治理"的降噪指导方案，即先对作业场所周围环境相对简单、治理容易的场所开展噪声隐患治理。2020年完成硫黄和脱硫十台高噪声风机降噪治理，效果显著。2021年申请"大型空分降噪技术研究"项目，现场效果改善，受到生产职工的一致好评。2023年，为了提高降噪效果，确保降噪实施科学、经济、有效，先后委托专业降噪机构完成了公用工程第三第四空分站、储运部成品和半成品泵区降噪方案的制定，同时还完成化工二部压缩机和炼油二部两套常减压抽真空降噪方案探讨。

1. 消声、吸声、隔声措施

及时更新相关法律、法规、标准，核实生产车间及作业场所噪声限值，细化隔声罩在防腐、通风散热、安装等方面的对应措施及验收指标。增加吸声及隔声措施，细化相应隔声罩的隔振设计，采用多层复合隔声结构，切断噪声源的传播途径，即用隔声罩将设备的噪声传播途径有效切断以达到降噪的目的，包括相关吸音材料和隔声构件及通风散热消声器、隔声门组成的一种有效切断空气传播噪声的降噪装置。Ⅲ硫黄装置主燃烧炉风机吸声及隔声围护从内到外依次为 0.6 mm 镀锌 900 型压型孔板（喷塑）、200 g 平纹无碱憎水玻璃丝布、100 mm 厚 32K 超细玻璃棉、3 mm 厚阻尼板、0.8 mm 厚外板。Ⅱ催化稀释风机采用阻尼板层覆于管道壁外（阻尼材料根据 31.5 Hz～1 kHz 振动频谱配制），阻尼板上加盖对中高频段吸声性能较强的吸声棉，最后用镀锌板作为管道包覆的外壳护面板，采用直管式阻尼消声器，具有足够的消声量和良好的频率特性、良好的空气动力性能（阻力小），同时构造简单，便于制造、安装，能长期稳定运行。

2. 隔振措施

现场罗茨风机地面振动较为明显，由于Ⅱ催化稀释风机和Ⅱ催化干燥风机设备运行过程中对地面产生较明显的振动，噪声治理时在钢柱底板与地坪之间增加 10 mm×240 mm×240 mm 的橡胶减振垫。离心风机检修时进行拆装，细化对应措施、设计。

第四章
干预效果评价

第一节 WHP 评价概述

为评估 WHP 效果，需要进行效果评价。评价是 WHP 的重要环节，通过评价可衡量项目设计的合理性及可行性，发现项目设计的局限性和不足，为改进项目设计提供经验和依据，推动 WHP 活动顺利开展，可提高专业人员的评价理论水平和实际操作能力，提高项目执行力及管理水平，为评价研究积累经验。WHP 评价应贯穿整个健康促进活动全过程，包括形成评价、过程评价和效果评价。形成评价（formative evaluation）是指在干预活动之前进行的需求评价和资源评价；过程评价（process evaluation）是对计划的推行情况、干预措施能否覆盖拟定的目标人群、实际接受干预措施的目标人群所占的比例、员工接受干预措施的情况及满意程度等进行评价；效果评价（effect evaluation）是评价 WHP 导致的员工健康相关行为及其影响因素的变化，近期效果评价主要对员工知识、态度、信念及实体工作环境等进行评价，中期效果评价主要是对员工健康生活和工作行为等进行评价，远期效果评价主要是对员工健康状况、企业健康文化等进行评价。

WHP 的基本出发点是针对所存在的影响健康的危险因素，通过各种干预措施纠正不利健康的行为，建立健康的生活习惯和工作方式，以促进自身和他人的健康。评价可通过危险因素的评估比对，判断干预效果。

在采用与基线调查相同的一系列量表进行调查的基础上，与员工群体访谈及个体深度交流，结合公司近年来的体检资料、职业健康监护档案、职业病危害因素现场监测资料、医疗报销记录、请病假情况等，了解员工健康知识、信念和行为以及心理健康状况，并与基线调查进行比对，结合目标人群对项目实施效果评价，评估项目干预效果。

第二节 员工一般健康干预效果评价

2022年8月—9月，对本企业全体员工进行线上企业版问卷星调查，调查内容包括基本信息、生活方式、一般健康知识、慢性病自我管理、职业安全知识、行为、员工健康需求、员工对项目实施效果的评价等内容。其中职业安全知识、行为、员工健康需求、员工对项目实施效果的评价等在本章第三节分析。参与调查人员共3 341人，对收回的调查表进行数据清洗，剔除重复与逻辑不符问卷4份，有效问卷为3 337份。经过与基线资料进行比对，现对基线调查与终线调查均参与的2 722人进行前后数据对比，以评估健康促进工作对健康相关"知信行"的干预效果，通过分析干预期间员工健康体检结果判断综合干预对员工健康状况的干预效果。

一、生活方式

终线调查结果显示，2 722名员工生活方式中，干预后不吃早餐的比例较干预前由1.4%下降到0.9%，吃早餐1~4次/周的比例由19.1%下降到13.6%，吃早餐大于5次/周的比例由79.5%上升到85.5%，且差异具有统计学意义（$P<0.001$）；饮食口味偏咸的比例由22.3%上升到24.5%，饮食口味一般的比例由56.8%上升到57.1%，饮食口味偏淡的比例由20.9%下降到18.5%，差异具有统计学意义（$P<0.001$）；饮食喜好油腻的比例由10.5%下降到8.6%，饮食喜好一般的比例由63.9%下降到62.1%，饮食喜好清淡的比例由25.6%上升到29.3%，差异具有统计学意义（$P<0.001$）；自感健康状况好的比例由13.9%下降到12.1%，自感健康状况一般的比例由72.3%下降到68.6%，自感健康状况差的比例由12.6%上升到15.9%，自感健康状况非常差的比例由1.2%上升到3.3%，差异具有统计学意义（$P<0.001$）。详见表4.2.1。

表4.2.1 员工的生活方式干预前后对比

单位：人数 n（比例/%）

组别	干预前	干预后	χ^2值	P值
早餐状况			69.881	<0.001
不吃	37(1.4)	24(0.9)		
1~4次/周	52(19.1)	370(13.6)		
>5次/周	2 164(79.5)	2 328(85.5)		

续表

组别	干预前	干预后	χ^2 值	P 值
饮食口味			109.069	<0.001
偏咸	606(22.3)	666(24.5)		
一般	1 546(56.8)	1 553(57.1)		
偏淡	570(20.9)	503(18.5)		
饮食喜好			75.871	<0.001
油腻	286(10.5)	233(8.6)		
一般	1738(63.9)	1691(62.1)		
清淡	698(25.6)	798(29.3)		
自感健康状况			75.786	<0.001
好	378(13.9)	329(12.1)		
一般	1 967(72.3)	1 868(68.6)		
差	344(12.6)	434(15.9)		
非常差	33(1.2)	91(3.3)		

本次干预对员工早餐状况以及饮食喜好方面有改善效果。而饮食口味出现变化，一方面可能是因为通过干预食堂提供的菜肴较干预前偏淡，导致部分员工认为如果偏咸一点更符合自己以往口味；另一方面提示干预措施还需更全面，侧重清淡饮食重要性的知识普及。同时，员工自感健康状况变差，一方面可能是因为通过干预员工对健康状况更加关注，需求更高；另一方面可能与心理健康状况有关，应进一步加强关注员工心理健康方面的诉求。

二、一般健康知识

终线调查显示干预后一般健康知识总知晓率对比基线调查结果从 68.2% 提升到 88.8%，且差异具有统计学意义（$P<0.05$）。其中健康定义知晓率从 68.5% 提升到 87.4%，高血压定义知晓率从 80.2% 提升到 87.1%，慢性病预防方式知晓率从 62.1% 提升到 77.7%，艾滋病传播方式知晓率从 40.4% 提升到 49.4%，慢性病就诊知晓率从 90.8% 提升到 97.1%，慢性病预防措施知晓率从 62.2% 提升到 87.2%，且差异均具有统计学意义（$P<0.05$）。详见表 4.2.2。

表 4.2.2 员工的一般健康知识各知晓率干预前后对比

单位：人数 n（比例/%）

组别	干预前	干预后	配对 χ^2 值	P 值
健康定义			279.373	<0.001
知晓	1 865(68.5)	2 379(87.4)		
不知晓	857(31.5)	343(12.6)		

续表

组别	干预前	干预后	配对 χ^2 值	P 值
吸烟影响			0.023	0.879
知晓	2 625(96.4)	2 628(96.5)		
不知晓	97(3.6)	94(3.5)		
高血压定义			50.885	<0.001
知晓	2 182(80.2)	2 372(87.1)		
不知晓	540(19.8)	350(12.9)		
慢性病预防方式			160.004	0.002
知晓	1 691(62.1)	2 114(77.7)		
不知晓	1 031(37.9)	608(22.3)		
艾滋病传播方式			48.207	<0.001
知晓	1 100(40.4)	1 345(49.4)		
不知晓	1 622(59.6)	1 377(50.6)		
慢性病就诊			97.637	0.021
知晓	2 471(90.8)	2 644(97.1)		
不知晓	251(9.2)	78(2.9)		
慢性病预防措施			431.686	0.006
知晓	1 693(62.2)	2 373(87.2)		
不知晓	1 029(37.8)	349(12.8)		

健康知识总知晓率以及各个健康知识知晓率均显著提升，提示项目干预措施对提升健康知识知晓率有良好效果，可继续巩固成效，并强化知识转变成行为的干预，促进员工整体健康水平的提升。

三、慢性病自我管理

终线调查显示采取措施控制体重的人数为 2 089，占比 76.7%。保持或减轻体重的方法中，89.9%的人选择控制饮食，90.0%的人选择锻炼，3.8%的人选择药物。

本次终线调查中知晓患有高血压人数为 870 人，知晓患病率为 32.0%。控制血压的措施中，有 75.3%的人选择按医嘱服药，6.8%的人选择有症状时服药，73.2%的人选择控制饮食，68.7%的人选择适量运动，73.1%的人选择血压监测，4.0%的人未采取措施。

知晓患有糖尿病人数为 222 人，知晓患病率为 8.2%。控制糖尿病的措施中，有 61.3%的人选择按医嘱服药，13.5%的人选择按医嘱自行注射胰岛素，82.0%的人选择控制饮食，73.0%的人选择适量运动，67.1%的人选择血糖监测，7.2%的人未采取措施。

知晓血脂异常人数为 956 人，知晓患病率为 35.1%。控制血脂的措施中，有 28.2%的人选择按医嘱服药，82.6%的人选择控制饮食，69.6%的人选择适量运动，40.2%的人选择血脂监测，11.0%的人未采取措施。

由调查可知，控制或减轻体重的人群中，控制饮食的比例由71.8%上升到89.9%，锻炼的比例由83.5%上升到90.0%，使用药物的比例由1.9%上升到3.8%，且差异均具有统计学意义（$P<0.05$）。患高血压的人群中，按医嘱服药的比例由58.6%上升到75.3%，控制饮食的比例由45.4%上升到73.2%，适量运动的比例由49.2%上升到68.7%，血压监测的比例由39.0%上升到73.1%，未采取措施的比例由9.4%下降到4.0%，且差异均具有统计学意义（$P<0.001$）；有症状时服药的比例前后差异无统计学意义。患糖尿病的人群中，通过服药和注射胰岛素来控制血糖的人群比例前后差异无统计学意义，控制饮食的比例由48.0%上升到82.0%，适量运动的比例由49.3%上升到73.0%，血糖监测的比例由29.6%上升到67.1%，未采取措施的比例由13.8%下降到7.2%，且差异均具有统计学意义（$P<0.05$）。血脂异常的人群中，按医嘱服药的比例由15.6%上升到28.2%，控制饮食的比例由65.1%上升到82.6%，适量运动的比例由63.0%上升到69.6%，血脂监测的比例由15.8%上升到40.2%，未采取措施的比例由17.8%下降到11.0%，且差异均具有统计学意义（$P<0.001$）。干预前后结果比较详见表4.2.3和表4.2.4。

表4.2.3　干预前后员工慢性病患病知晓情况

干预前		干预后		合计	配对 χ^2 值	P 值
		知晓	不知晓			
高血压患病	知晓	358	355	2 722	28.069	<0.001
	不知晓	512	1 497			
糖尿病患病	知晓	37	115	2 722	15.870	<0.001
	不知晓	185	2 385			
高血脂患病	知晓	318	373	2 722	68.938	<0.001
	不知晓	638	1 393			

表4.2.4　干预前后员工CDSM情况

单位：人数n（比例/%）

组别	干预前	干预后	χ^2 值	P 值
采取措施控制血压				
按医嘱服药	418(58.6)	655(75.3)	49.816	<0.001
有症状时服药	42(5.9)	59(6.8)	0.521	0.470
控制饮食	324(45.4)	637(73.2)	126.746	<0.001
适量运动	351(49.2)	598(68.7)	62.104	<0.001
血压监测	278(39.0)	636(73.1)	186.880	<0.001
未采取措施	67(9.4)	35(4.0)	18.772	<0.001
采取措施控制血糖				

续表

组别	干预前	干预后	χ^2 值	P 值
按医嘱服药	83(54.6)	136(61.3)	1.647	0.199
按医嘱自行注射胰岛素	25(16.4)	30(13.5)	0.619	0.431
控制饮食	73(48.0)	182(82.0)	47.952	<0.001
适量运动	75(49.3)	162(73.0)	21.705	<0.001
血糖监测	45(29.6)	149(67.1)	50.855	<0.001
未采取措施	21(13.8)	16(7.2)	4.420	0.036
采取措施控制血脂				
按医嘱服药	108(15.6)	270(28.2)	36.085	<0.001
控制饮食	449(65.1)	790(82.6)	66.419	<0.001
适量运动	435(63.0)	665(69.6)	7.678	<0.001
血脂监测	109(15.8)	384(40.2)	113.444	<0.001
未采取措施	123(17.8)	105(11.0)	15.725	<0.001
采取措施控制体重				
控制饮食	1 086(71.8)	1 877(89.9)	195.510	<0.001
锻炼	1 262(83.5)	1 881(90.0)	34.184	<0.001
药物	29(1.9)	79(3.8)	10.452	<0.001

慢性病防控是WHP的重要组成部分。本研究结果显示，干预后调查对象慢性病相关知识知晓率均高于干预前，说明WHP能有效提升员工慢性病健康知识知晓程度。慢性病患病情况干预前知道、干预后不知道的原因可能是自己曾患病，经干预后体检数据正常。员工认为干预前后均不知晓的人数包含了未患慢性病人数。总体干预后慢性病患病知晓水平有所提升，历年来体检结果原始数据显示，全体员工慢性病指标值异常率干预后均下降，说明通过采取将体检结果告知劳动者并签字确认、对体检异常者进行一对一咨询、登录体检系统可随时查阅历年体检结果等综合干预措施，员工对自身病情及健康状况的关注程度和知晓率有所提高。员工遵医行为、采取健康生活方式及自我规律监测慢性病指标等CDSM管理水平均得到有效提升，未采取措施控制高血压、血糖和高脂血症人群比例下降。WHP与其他社区干预相比，更利于通过组织管理方式开展风险评估分层干预、实施血压监测和干预系统的互联网+手段、普及多种形式健康知识、建设健康企业及争创"健康达人"活动等综合干预措施，采用授权教育模式、聚焦解决模式、基于网络的干预模式及群组管理模式，提高员工的依从性。在企业开展WHP无疑对加强员工的慢性病健康管理、提升慢性病控制率具有积极的作用。

研究发现高血压人群有症状时服药、糖尿病按医嘱服药和自行注射胰岛素等指标干预前后差异无统计学意义。经深度访谈得知，部分员工对糖尿病的危害认识不足，未采取积极措施控制血糖水平。糖尿病症状发生时间段具有不确定性，对于外操及内操岗位倒班人群，建议进一步加强慢性病相关知识的宣教，在休息室增设冰箱，便于员工存储胰岛素等制剂。

建议下一步工作在现有干预措施基础上，持续对员工实施系统化WHP。如进一步加强合理膳食培训，指定餐饮的油、盐、糖等标准；实施个性化服务，规范开设糖尿病、高血压、低盐低脂饮食及减肥餐窗口；进一步加强慢性病药物治疗相关知识培训，使员工"知其然亦知其所以然"，提高用药依从性。

四、员工慢性病指标异常检出率

1. 历年慢性病指标异常检出情况

2019年企业共参与体检人员4 667人次，其中接触职业病危害因素人员3 276人次（主要接害人群为炼油一部、炼油二部、炼油三部、炼油四部、化工一部、化工二部、热电部、公用工程部、油品储运部、质检中心等一线人员），非接害人员1 391人次（非接害人群主要为各机关处室及后勤服务等非生产单位的人员）。慢性病指标异常检出情况：高血压检出率为33.36%，高血糖检出率为19.63%，血脂异常率为39.47%，脂肪肝检出率为42.88%，高尿酸检出率为23.83%。

2020年企业共体检人员4 608人次，其中接触职业病危害因素人员3 309人次（主要接害人群为炼油一部、炼油二部、炼油三部、炼油四部、化工一部、化工二部、热电部、公用工程部、油品储运部、质检中心等一线人员），非接害人员1 299人次（非接害人群主要为各机关处室及后勤服务等非生产单位的人员）。慢性病指标异常检出情况：高血压检出率为28.34%，高血糖检出率为19.29%，血脂异常率为34.81%，脂肪肝检出率为38.52%，高尿酸检出率为19.25%。

2021年企业共体检人员4 444人次，其中接触职业病危害因素人员2 143人次（主要接害人群为炼油一部、炼油二部、炼油三部、炼油四部、化工一部、化工二部、热电部、公用工程部、油品储运部、质检中心等一线人员），非接害人员2 301人次（非接害人群主要为各机关处室及后勤服务等非生产单位的人员）。慢性病指标异常检出情况：高血压检出率为20.45%，高血糖检出率为20.18%，血脂异常率为36.66%，脂肪肝检出率为43.56%，高尿酸检出率为24.35%。

2022年企业共体检人员4 537人次，其中接触职业病危害因素人员2 191人次（主要接害人群为炼油一部、炼油二部、炼油三部、炼油四部、化工一部、化工二部、热电部、公用工程部、油品储运部、质检中心等一线人员），非接害人员2 346人次（非接害人群主要为各机关处室及后勤服务等非生产单位的人员）。慢性病指标异常检出情况：高血压检出率为18.51%，高血糖检出率为18.91%，血脂异常率为38.77%，脂肪肝检出率为41.81%，高尿酸检出率为20.54%。

2. 全员异常指标比较分析

比较 2019—2022 年全员慢性病指标异常检出情况可以看出，2020 年和 2022 年高血压、高血糖、血脂异常、脂肪肝和高尿酸等指标的异常检出率均低于 2019 年相关指标异常检出率，2021 年高血糖和脂肪肝的检出率高于 2019 年相关指标异常检出率。高血压异常的检出率降低尤为明显，并且呈现出显著的逐年下降趋势，差异有统计学意义（$P<0.05$）。而高血糖、血脂异常、脂肪肝和高尿酸等指标的异常检出情况整体呈平稳表现。详见表 4.2.5、图 4.2.1。

表 4.2.5　2019—2022 年全员慢性病指标异常检出汇总结果比较

年份	总人数	高血压/%	高血糖/%	血脂异常/%	脂肪肝/%	高尿酸/%
2019 年	4 667	33.36	19.63	39.47	42.88	23.83
2020 年	4 608	28.34	19.29	34.81	38.52	19.25
2021 年	4 444	20.45	20.18	36.66	43.56	24.35
2022 年	4 537	18.51	18.91	38.77	41.81	20.54
χ^2 值		6.650	0.031	0.009	0.008	0.047
P 值		0.010	0.910	0.926	0.928	0.829

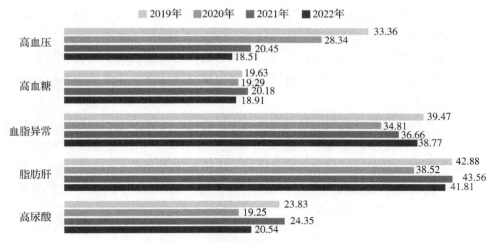

图 4.2.1　2019—2022 年全员慢性病指标异常检出率

3. 是否接触职业病危害因素人群异常指标比较

职业病危害因素接触人群和普通员工的慢性病指标异常检出情况与总体检出情况基本一致。值得关注的是，职业病危害因素接触人群 2022 年血脂异常和脂肪肝的检出率均高于 2019 年的基线检出率。相比之下普通员工的高血压、高血糖、血脂异常、脂肪肝的检出率均低于 2019 年的基线水平，可见控制得更佳。详见表 4.2.6 和表 4.2.7。

表 4.2.6　2019—2021 年普通员工慢性病指标异常检出汇总结果比较

年份	总人数	高血压/%	高血糖/%	血脂异常/%	脂肪肝/%	高尿酸/%
2019 年	1 391	35.80	22.86	40.12	47.23	23.29
2020 年	1 299	29.10	21.40	33.18	40.03	18.32
2021 年	2 301	20.69	21.30	34.77	43.68	23.12
2022 年	2 346	18.24	19.91	36.27	41.47	19.44
χ^2 值		9.965	0.241	0.216	0.399	0.149
P 值		0.002	0.623	0.642	0.528	0.700

表 4.2.7　2019—2022 年职业病危害接触人群慢性病指标异常检出汇总结果比较

年份	总人数	高血压/%	高血糖/%	血脂异常/%	脂肪肝/%	高尿酸/%
2019 年	3 276	32.33	18.25	39.19	41.03	24.05
2020 年	3 309	28.04	18.46	35.45	37.93	19.61
2021 年	2 143	20.21	18.99	38.68	43.44	25.66
2022 年	2 191	18.80	17.85	41.44	42.17	21.73
χ^2 值		5.916	0.003	0.211	0.132	0.000
P 值		0.015	0.954	0.646	0.716	1.000

进一步分析发现，在项目开展的第一阶段，职业病危害因素接触人群血脂异常和脂肪肝下降幅度较明显。随着项目持续推进，职业人群工作时间忙于生产，对非工作时间开展的 WHP 活动相对社会支持低，加上体力劳动导致的疲劳，参加减重大赛和健步走比赛的热情不及非生产一线人群，参与度相对较低，导致第二阶段血脂异常和脂肪肝检出率出现反弹，应引起重视。

综上，企业所开展的健康相关服务对员工生活方式、一般健康知识知晓率的提升、慢性病自我管理均有良好的改善效果。与基线调查结果相比，员工更注重饮食的平衡与健康、慢性病管理的科学性，说明健康服务中的知识普及取得了较为积极的效果。通过对健康服务自我评价以及需求的调查可以发现，员工对生活、工作方式改善，工作满意度提高，健康状况的评价也有显著的提升。

第三节
员工心理健康干预效果评价

为了解心理健康促进的干预效果，分别于2022年8—10月和2023年10—11月整群随机抽取全体员工，通过线上企业版问卷星进行干预中、干预后调查，内容主要包括职业紧张、抑郁症状、自感工作压力、压力源、疲劳蓄积度及压力舒缓方式等。经过对回收的调查表进行数据清洗，除剔除异常值和逻辑错误外，增加剔除未全程参与干预的人员，得到干预前、干预中和干预后有效问卷分别为3 500份、4 178份和4 214份。

一、心理健康状况比较

分别比较第一阶段（干预前至干预中）与第二阶段（干预中至干预后）员工心理健康问题的干预效果，职业紧张得分第一阶段总分小幅上升2.3%，差异具有统计学意义（$P<0.05$），第二阶段上升幅度得到遏制，上升幅度无统计学意义，重度职业紧张人群检出率第二阶段呈下降趋势，降低9.4%，且差异有统计学意义（$P>0.05$）；抑郁症状得分呈持续上升趋势，但第二阶段上升幅度明显低于第一阶段，由7.6%降到2.7%，且差异具有统计学意义（$P<0.05$）；自感压力总分第一阶段上升幅度不明显，第二阶段总分明显下降，降低7.2%，且差异具有统计学意义（$P<0.05$）；疲劳蓄积人群检出率第一阶段由62.9%上升到66.5%，第二阶段由66.5%下降到64.5%，差异均有统计学意义（$P<0.05$）；失眠症状检出率基本持平，两个阶段差异均无统计学意义（$P>0.05$）。详见表4.3.1和表4.3.2。

表4.3.1 不同干预阶段员工心理健康状况比较

组别	干预前 （3 500人） 总分($x\pm s$)	干预中 （4 178人） 总分($x\pm s$)	干预后 （4 214人） 总分($x\pm s$)	提高值		提高幅度/%	
				第一阶段	第二阶段	第一阶段	第二阶段
职业紧张	45.85±9.49	46.89±9.83	46.61±10.02	1.04±0.22*	0.30±0.21	2.3*	0.6
抑郁症状	10.03±5.99	10.79±6.46	11.08±6.65	0.76±0.15*	0.29±0.14*	7.6*	2.7*
疲劳蓄积	2.85±2.46	3.08±2.49	3.02±2.55	0.23±0.06*	−0.06±0.06	8.1*	−1.9
自感压力	6.43±2.39	6.51±2.50	6.04±2.62	0.08±0.06	−0.47±0.06*	1.2	−7.2*

注：标 * 表示分值干预前后的差异有统计学意义，即$P<0.05$。
提高值=干预后的分值−干预前的分值；提高幅度=提高值/干预前的分值×100%。

表 4.3.2　不同干预阶段员工心理健康指标检出率比较

组别	干预前（3 500人）		干预中（4 178人）		干预后（4 214人）		提高值		提高幅度/%	
	检出人数	检出率/%	检出人数	检出率/%	检出人数	检出率/%	第一阶段	第二阶段	第一阶段	第二阶段
职业紧张	1 224	35.0	1 692	40.5	1 721	40.8	5.5*	0.3	15.7*	0.7
轻度	514	14.7	682	16.3	751	17.8	1.6*	1.5	10.9*	9.2
中度	341	9.7	480	11.5	487	11.6	1.8*	0.1	18.6*	0.9
重度	357	10.2	530	12.7	483	11.5	2.5*	−1.2*	24.5*	−9.4*
抑郁症状	1 538	43.9	2 010	48.1	2 060	48.9	4.2*	0.8	9.6*	1.7
轻度	1 390	39.7	1 534	36.7	1 549	36.8	−3.0*	0.1	−7.6*	0.3
中度	750	21.4	872	20.9	791	18.8	−0.5	−2.1*	−2.3	−10.1*
中重度	501	14.3	696	16.7	801	19.0	2.4*	2.3*	16.8*	13.8*
重度	287	8.2	442	10.6	468	11.1	2.4*	0.5	29.3*	4.7
失眠症状	1 435	41.0	1 797	43.0	1 894	44.9	2.0	1.9	4.9	4.4
疲劳蓄积	2 202	62.9	2 780	66.5	2 718	64.5	3.6*	−2.0*	5.7*	−3.0*

注：标 * 表示检出率干预前后的差异有统计学意义，即 $P<0.05$。
提高值＝干预后的检出率−干预前的检出率；提高幅度＝提高值/干预前的检出率×100%。

二、自感工作压力分层比较

自感工作压力干预效果分层比较，第一阶段自感工作压力分值总体上无变化，而第二阶段自感工作压力分值均有不同程度的下降。不同性别、年龄31～60岁、月均收入5 000～8 999元和＞11 000元、不同工作时间人员自感工作压力均下降，且第二阶段下降更显著，差异均有统计学意义（$P<0.05$），其中，岗位为基层管理人员和机关干部分值下降幅度最大，消防人员和化验分析员、30年以上工龄人员自感压力分值差异无统计学意义（$P>0.05$）。详见表4.3.3。

表 4.3.3　不同干预阶段员工自感压力总分分层分析

组别	干预前（3 500人）总分($x\pm s$)	干预中（4 178人）总分($x\pm s$)	干预后（4 214人）总分($x\pm s$)	提高值		提高幅度/%	
				第一阶段	第二阶段	第一阶段	第二阶段
性别							
男性	6.63±2.36	6.66±2.48	6.16±2.62	0.03±0.06	−0.50±0.59*	0.5	−7.5*
女性	5.64±2.36	5.77±2.49	5.30±2.49	0.13±0.13	−0.47±0.14*	2.3	−8.1*

续表

组别	干预前 (3 500人) 总分($x\pm s$)	干预中 (4 178人) 总分($x\pm s$)	干预后 (4 214人) 总分($x\pm s$)	提高值		提高幅度/%	
				第一阶段	第二阶段	第一阶段	第二阶段
年龄/岁							
≤30	5.89±2.22	5.64±2.39	5.43±2.42	−0.25±0.16	−0.21±0.13	−4.2	−3.7
31~40	6.67±2.18	6.76±2.18	6.36±2.34	0.09±0.14	−0.40±0.13*	1.3	−5.9*
41~50	6.58±2.38	6.66±2.52	6.32±2.68	0.08±0.10	−0.34±0.11*	1.2	−5.1*
51~60	6.37±2.57	6.61±2.56	5.92±2.88	0.24±0.10*	−0.69±0.15*	3.8*	−10.4*
月均收入/元							
<3 000	6.69±2.98	6.90±2.98	5.83±2.97	0.21±0.11	−1.07±0.12	3.1	−15.5
3 000~4 999	5.97±2.76	5.83±2.82	5.75±2.94	−0.14±0.10	−0.08±0.11	−2.3	−1.4
5 000~6 999	6.38±2.41	6.45±2.58	5.88±2.78	0.07±0.13	−0.57±0.14*	1.1	−8.8*
7 000~8 999	6.62±2.31	6.52±2.53	5.93±2.61	−0.1±0.12	−0.59±0.11*	−1.5	−9.1*
9 000~10 999	6.48±2.24	6.49±2.46	6.25±2.51	0.01±0.12	−0.24±0.11	0.2	−3.7
≥11 000	6.68±2.12	6.77±2.29	6.13±2.51	0.09±0.13	−0.64±0.10*	1.3	−9.5*
岗位							
外操工	6.70±2.48	6.62±2.67	6.22±2.66	−0.08±0.12	−0.40±0.11*	−1.2	−6.1*
内操工	6.94±2.28	7.26±2.41	6.88±2.58	0.32±0.14*	−0.38±0.13*	4.6*	−5.2*
班长	7.05±2.14	7.22±2.12	6.60±2.45	0.17±0.15	−0.62±0.15*	2.4	−8.6*
基层管理人员	6.48±2.14	6.61±2.16	5.71±2.45	0.14±0.11	−0.90±0.11*	2.2	−13.6*
化验分析员	5.80±2.50	6.23±2.45	6.00±2.33	0.43±0.13	−0.23±0.13	7.4	−3.7
机关人员	5.96±2.24	5.69±2.39	5.08±2.49	−0.27±0.17*	−0.61±0.17*	−4.5*	−10.7*
后勤辅助等	5.20±2.57	5.10±2.51	4.61±2.50	−0.10±0.19	−0.49±0.19*	−1.9	−9.6*
消防人员	5.62±2.65	5.61±2.84	5.69±2.75	−0.01±0.15	0.08±0.14	−0.2	1.4
每周工作时间/小时							
≤40	6.13±2.47	6.15±2.62	5.69±2.64	0.02±0.08	−0.46±0.07*	0.3	−7.5*
41~48	6.60±2.28	6.74±2.31	6.22±2.47	0.14±0.14	−0.52±0.13*	2.1	−7.7*
49~54	6.89±2.14	6.78±2.33	6.40±2.59	−0.11±0.18	−0.38±0.17*	−1.6	−5.6*
>54	7.17±2.12	7.34±2.11	7.01±2.42	−0.17±0.13	−0.33±0.12*	−2.4	−4.5*

续表

组别	干预前 (3 500人) 总分($x\pm s$)	干预中 (4 178人) 总分($x\pm s$)	干预后 (4 214人) 总分($x\pm s$)	提高值		提高幅度/%	
				第一阶段	第二阶段	第一阶段	第二阶段
岗位工龄/年							
<5	6.13±2.25	6.10±2.43	5.56±2.45	−0.03±0.11	−0.54±0.10*	−0.5	−8.9*
5~9	6.58±2.39	6.53±2.38	6.04±2.53	−0.05±0.15	−0.49±0.15*	−0.8	−7.5*
10~19	6.72±2.32	6.94±2.41	6.45±2.63	0.22±0.12	−0.49±0.11*	3.3	−7.1*
20~29	6.41±2.52	6.45±2.74	6.02±2.73	0.04±0.16	−0.43±0.16*	0.6	−6.7*
≥30	6.29±2.66	6.47±2.58	6.34±2.71	0.18±0.13	−0.13±0.12	2.9	−2.0

注：标*表示分值干预前后的差异有统计学意义，即$P<0.05$。
提高值＝干预后的分值－干预前的分值；提高幅度＝提高值/干预前的分值×100%。

三、工作压力来源比较

工作压力来源调查结果显示，自感有工作压力者中认为工作压力来源于各种考核或检查较多的占比分别为86.7%、86.0%、89.8%，认为工作场所摄像头较多占比由44.0%上升到45.8%和53.2%，认为工作环境不理想者占比由33.3%上升到35.6%后下降到29.1%，且差异均具有统计学意义（$P<0.05$），说明员工主要压力源仍未得到有效解决，需采取措施进行考核制度及工厂环境的改善。可从减少工作压力源、增强心理应对能力等措施入手，合理安排考察检查频率；同时针对不同对象，干预培训员工以自学、外培、内培等方式提高工作技能，使其能力与工作相匹配；针对已经因高压工作出现心理问题的员工考虑实行岗位适配性调控，必要时调整工作岗位、转岗或轮岗。认为单位偏远、岗位存在职业危害因素、生活压力是工作压力来源的三次调查差异均无统计学意义。详见表4.3.4和表4.3.5。

表4.3.4 干预前与干预中员工工作压力来源比较

工作压力来源	干预前(3 672人) 人数(比例/%)	干预中(4 178人) 人数(比例/%)	χ^2值	P值
各种考核或检查较多	3 182(86.7)	3 593(86.0)	0.715	0.398
工作场所摄像头较多	1 616(44.0)	1 914(45.8)	2.566	0.109
单位偏远	854(23.3)	1 022(24.5)	1.559	0.212
岗位存在职业危害因素	1 829(49.8)	2 015(48.2)	1.954	0.162
工作环境不理想	1 221(33.3)	1 489(35.6)	4.928	0.026
生活压力	1 781(48.5)	1 996(47.8)	0.415	0.519

表 4.3.5　干预中与干预后员工工作压力来源比较

工作压力来源	干预中(4 178人) 人数(比例/%)	干预后(4 214人) 人数(比例/%)	χ^2 值	P 值
各种考核或检查较多	3 593(86.0)	3 786(89.8)	29.227	<0.001
工作场所摄像头较多	1 914(45.8)	2 241(53.2)	45.567	<0.001
单位偏远	1 022(24.5)	1 039(24.7)	0.043	0.836
岗位存在职业危害因素	2 015(48.2)	2 101(49.9)	2.227	0.136
工作环境不理想	1 489(35.6)	1 227(29.1)	40.766	<0.001
生活压力	1 996(47.8)	2 104(49.9)	3.898	0.051

四、深度访谈可视化分析

1. 存在的主要压力源

对访谈员工工作压力来源分析发现，有36.4%的员工表明，工作中繁多的考核会增加工作压力，这与问卷调查结果一致；15.9%的员工会因缺少人文关怀/沟通而感到工作压力；13.6%的员工则因工作强度大感到压力倍增；11.4%的员工因各部门要求多感到工作压力大；至于因年纪大、家庭琐事、人员少杂活多及新员工年纪小来自外地等因素导致工作压力出现的员工均不足10%。进一步分析发现，内操工的压力来源主要是考核多及各部门要求多这两种情况，而考核和部门要求多中，又以专业术语多记不住/容易忘和领导与员工缺乏沟通居多；由图4.3.2中矩形大小可以发现，外操工会因年纪大、工作强度大和考核多而导致工作压力大；消防员会因缺少人文关怀/沟通、杂活多、家庭琐事和工作强度大出现工作压力，其中，缺少人文关怀/沟通是导致其压力发生的主要原因；在众多导致机关人员工作压力倍增的压力源中，工作强度大和考核多为主要因素，而考核的压力主要来自惩罚力度大；后勤辅助人员则会因家庭琐事和年纪大出现工作压力；除化验分析员会因工作强度大而感到工作压力大外，基层管理人员和班长受访者表示无明显压力源。详见图4.3.1和图4.3.2。

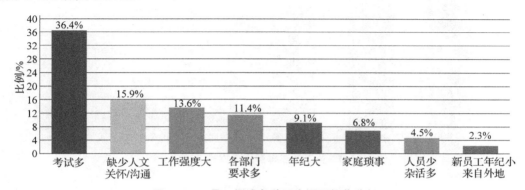

图 4.3.1　员工阐述各种压力源可视化分析

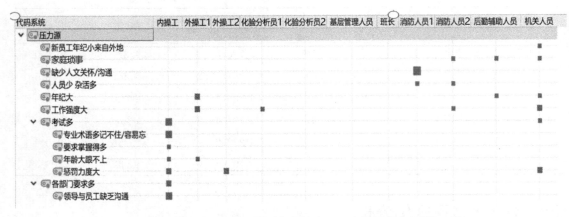

图 4.3.2　不同岗位员工存在的主要压力源可视化图谱

2. 心理问题如何排解

对本次深度访谈的调查对象分析发现，当存在心理问题时，更多员工会采用寻求领导、班长及自我调节三种方式排解，均占 25%；而通过运动、看书及听音乐等娱乐方式和找工会同事进行排解的员工较少，仅占 5%。进一步分析发现，图 4.3.4 中矩形方块大小的不同，反映出不同工种劳动者寻求排解心理问题的方式存在差异，其中，外操工在遇到心理问题时，会有找领导、找班长及自己排解三种方式，但就图中矩形的分布点可知，找班长是外操工最主要的排解方式；化验分析员在遇到心理问题时，会有找领导、找朋友及找班长三种方式，然而图中矩形主要分布于找领导这一方式，表明当其遇到心理问题时，更多的是寻求领导的帮助；消防人员会用找领导及自我排解两种方式应对，但以自我排解方式为主；基层管理人员会找领导和工会同事寻求帮助；而内操工、班长、后勤辅助人员及机关人员在遇到心理问题时，寻求帮助的途径较为单一，一般是自己排解、运动、看书及听音乐、找朋友等方式。详见图 4.3.3 和图 4.3.4。

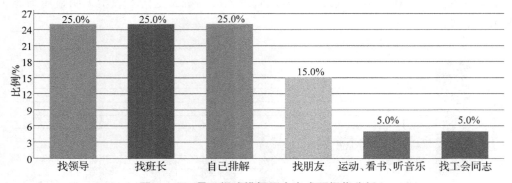

图 4.3.3　员工阐述排解压力方式可视化分析

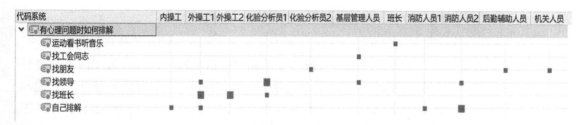

图 4.3.4　不同岗位员工排解压力的方式可视化图谱

3. 对心理健康服务知晓情况

对本次深度访谈的调查对象分析发现，31.5%的员工知晓单位提供的心理服务方式是EAP员工援助计划/阳光计划，22.2%的员工知晓可通过扫码问卷调查方式了解自身心理状况，14.8%的员工知晓心理咨询室可帮助进行心理指导，9.3%的员工明确可通过定期开班会方式获取心理健康知识，9.3%的员工知晓可通过工会活动获取心理服务，还存在7.4%、3.7%和1.9%的员工知晓可通过健康培训讲座、短游/团建和职工之家获取心理健康服务。进一步的分析发现，内操工知晓的心理健康服务方式包括EAP员工援助计划/阳光计划和扫码问卷调查；外操工知晓的心理健康服务方式较多，包括职工之家、团建、定期开班会、心理咨询室、EAP员工援助计划/阳光计划和扫码问卷调查，其中以知晓定期开班会这一方式最多；化验分析员知晓的心理健康服务方式有短游/团建、心理咨询室、EAP员工援助计划/阳光计划和扫码问卷调查；班长知晓的心理健康服务方式包括健康培训讲座、EAP员工援助计划/阳光计划和扫码问卷调查，其中以健康培训讲座这一方式为主；消防人员知晓可以通过工会活动、心理咨询室、EAP员工援助计划/阳光计划和扫码问卷调查等方式获取心理健康服务；基层管理人员、后勤保障人员和机关人员知晓获取心理健康服务的方式较少，包括健康培训讲座、EAP员工援助计划/阳光计划和扫码问卷调查等。详见图 4.3.5 和图 4.3.6。

图 4.3.5　员工阐述单位提供的心理健康服务种类可视化分析

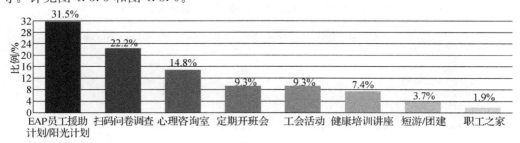

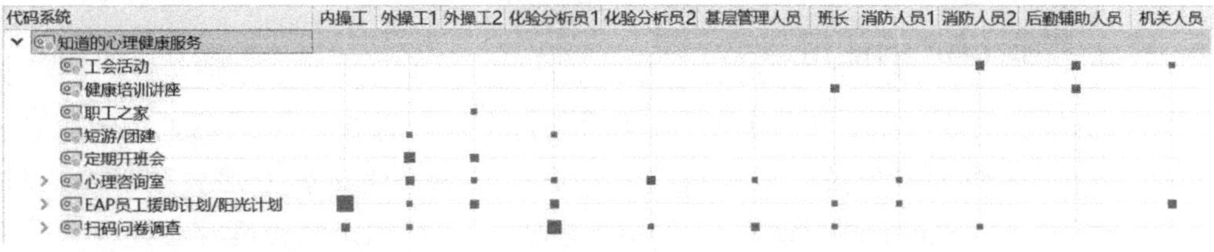

图 4.3.6　不同岗位员工知晓单位提供的心理健康服务可视化图谱

4. 不愿意线下服务的原因

对本次访谈员工不愿使用线下心理健康服务的原因分析发现，27.8%员工因涉及隐私而不愿意说，进而阻断其寻求线下心理健康服务；16.7%则无/未意识到自身存在心理问题；16.7%的员工因工作繁忙时间上不方便寻求心理帮助；担心出现心理问题对工作有影响、距离不方便及时获取心理帮助、工作和生活忙不关注心理方面等原因导致未寻求线下心理健康服务的员工占比均为11.1%；而5.6%的员工认为，线下心理服务解决不了实际问题。进一步的分析发现，内操工不愿寻求线下心理服务的原因主要是担心出现心理问题对工作有影响；外操工主要因为工作生活忙不关注心理方面、涉及隐私不愿意说、时间和距离不方便获取心理帮助而不愿寻求线下心理服务；化验分析员不寻求线下帮助更多的是没意识到心理问题；基层管理人员、班长、后勤辅助人员和机关人员更多的是涉及自身隐私不愿意说；消防员不愿寻求线下心理服务，一方面认为解决不了实际问题，另一方面认为工作时间不方便获取线下心理服务。详见图4.3.7和图4.3.8。

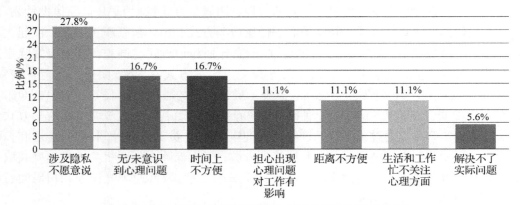

图4.3.7 员工阐述不愿线下心理服务原因可视化分析

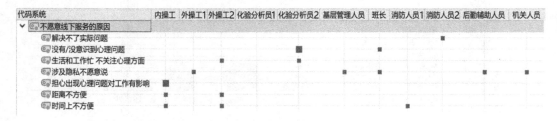

图4.3.8 不同岗位员工不愿线下心理服务原因可视化图谱

5. 线上智能EAP的使用意愿

对本次访谈员工使用线上智能EAP意愿的分析发现，有85.7%的员工表示愿意使用线上智能EAP，表明大部分员工重视自身心理健康且愿意尝试新方法去维护身心健康。进一步的分析发现，不同工种劳动者对使用线上智能EAP的意愿程度存在差异，由图中矩形方块的分布和大小可看出，除部分化验分析员和消防人员不愿意使用线上智能EAP

外，其他工种均表示愿意使用线上智能 EAP，其中外操工和班长表达较强烈的意愿。对不愿使用线上智能 EAP 的员工，分析原因主要集中在两个方面，分别是工作忙没时间和认为自身没有心理问题。而对愿意使用线上智能 EAP 的员工分析显示，较多员工认为线上智能 EAP 相比于传统线下 EAP 更灵活和自由，也存在部分员工想体验线上智能 EAP 是否比传统线下 EAP 更有针对性和有较好的效果。详见图 4.3.9 和图 4.3.10。

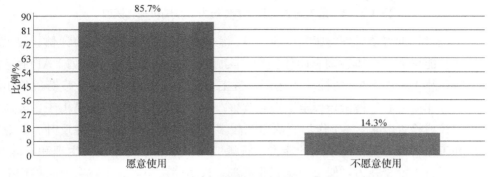

图 4.3.9　员工阐述对线上智能 EAP 使用意愿可视化分析

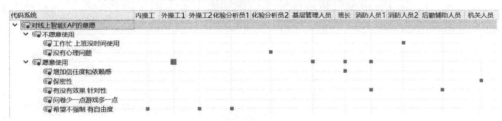

图 4.3.10　不同岗位员工对智能 EAP 使用意愿原因可视化图谱

6. 疫情对工作压力的影响

对本次深度访谈的调查对象分析发现，疫情会增加员工的压力，其中 55.0% 的员工认为会导致生活压力增加，45.0% 的员工则认为会导致工作压力增加。进一步分析发现，除外操工、化验分析员、基层管理员和后勤辅助人员认为疫情对生活压力有影响外，其他工种均认为疫情对生活压力无明显影响；对工作压力的分析显示，仅有化验分析员、班长和后勤辅助人员感到疫情会带来工作压力。详见图 4.3.11 和图 4.3.12。

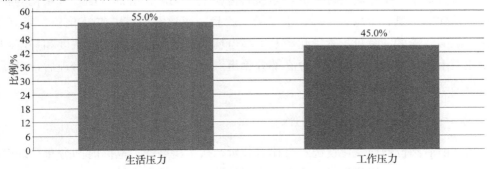

图 4.3.11　员工阐述疫情对工作压力的影响可视化分析

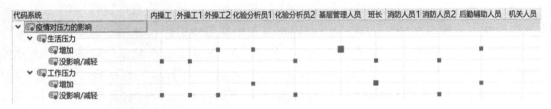

图 4.3.12　员工阐述疫情对工作压力的影响可视化图谱

综上，经过持续打造心理健康支持性环境、心理健康动态测评和风险评估、提供心理健康知识及技能培训、个体咨询和团体辅导、实施心理危机干预等一系列 EAP 服务，尤其是第二阶段线上智能 EAP 的推广和运用，员工自感工作压力和蓄积性疲劳等检出率明显降低，但并非所有心理健康指标全部得到改善。研究发现其原因可能是由于主要压力源如"各种考核或检查较多""工作场所摄像头较多"等依然存在，且不降反升。职业紧张是个体所在工作岗位的要求与个人的能力、资源或需求不匹配时出现的生理和心理反应，压力源超过了员工承受能力，便可产生职业紧张。长期存在职业紧张，会产生抑郁症状等早期健康效益。此外当时新型冠状病毒的流行也加重了员工的生活和心理负担，从而抵消了心理健康促进的部分成效。

第四节　职业健康干预效果评价

一、职业病危害因素监测结果动态分析

基线调查显示，工作场所存在的煤尘及其他粉尘、噪声、溶剂汽油、苯系化合物、一氧化碳、硫化氢、氨、甲醇、丁烯、丁二烯、乙腈、液化石油气、二氧化硫、氢氧化钠、正己烷、硫酸、盐酸、臭氧、六氟化硫及工频电场等职业病危害因素的浓度和强度均符合国家职业卫生标准要求，然而依然存在部分噪声点超标现象。经过噪声治理后，可动态分析噪声检测结果，以判断治理效果。

1. 噪声治理前后监测结果比较

对治理前后岗位噪声变化情况进行比对分析，从巡岗路线、巡岗时间分布等综合因素分析高噪声设备降噪与岗位接触水平下降之间的关系。室外噪声标准依据《工作场所有害

因素职业接触限值 第2部分：物理因素》（GBZ 2.2—2007）第11.2.1条规定：每周工作5 d，每天工作8 h，稳态噪声限值为85 dB（A），非稳态噪声等效声级的限值为85 dB（A）。验收设备采用手持式声级计。

依据标准，设备开机状态下，进入隔声室内巡检和作业的要求：①进入隔声室巡检时必须佩戴耳塞；②进入隔声室时间：Ⅱ催化稀释风机时间为1 h，Ⅱ催化干燥风机为1/8 h，Ⅰ硫黄装置主燃烧炉风机为1 h，Ⅱ硫黄装置主燃烧炉风机为1/4 h，Ⅲ硫黄装置主燃烧炉风机为1/4 h。按上述要求作业，可确保岗位噪声达标。通过精心施工和治理，已达到本次治理目标，15个检测结果均降低到职业卫生标准中规定的噪声限值85 dB（A），详见表4.4.1。

表4.4.1 噪声治理前后测量数据对比

序号	监测时间段	测量部位	测量点位	生产情况	防护设施	测量结果/dB 1#	2#	3#
1	噪声治理前	炼油一部Ⅱ催化稀释风机	露天	正常生产	无	94.7	95.3	94.9
	噪声治理后		隔音室外	正常生产	隔音室	81.9	82.0	82.1
2	噪声治理前	炼油一部Ⅱ催化干燥风机	露天	正常生产	无	106.7	106.8	106.7
	噪声治理后		隔音室外	正常生产	隔音室	84.9	84.8	84.5
3	噪声治理前	炼油二部Ⅰ硫黄装置主燃烧炉风机	露天	正常生产	无	101.1	101.2	99.9
	噪声治理后		隔音室外	正常生产	隔音室	73.6	73.7	73.5
4	噪声治理前	炼油二部Ⅱ硫黄装置主燃烧炉风机	露天	正常生产	无	103.2	103.1	103.5
	噪声治理后		隔音室外	正常生产	隔音室	84.7	84.8	84.5
5	噪声治理前	炼油二部Ⅲ硫黄装置主燃烧炉风机	露天	正常生产	无	102.8	102.6	102.8
	噪声治理后		隔音室外	正常生产	隔音室	83.3	83.2	83.3

2. 治理前后图片对比

治理前后对比图可见图4.4.1～图4.4.10。

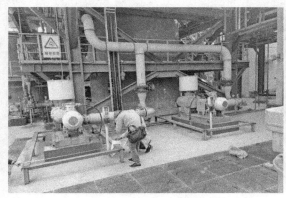

图4.4.1 Ⅱ催化干燥风机治理前

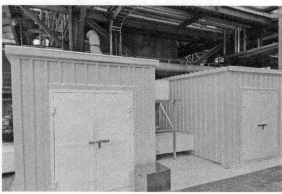

图4.4.2 Ⅱ催化干燥风机治理后

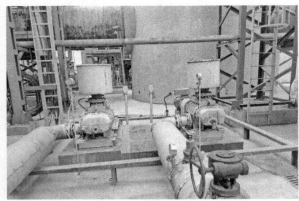
图 4.4.3　Ⅱ催化稀释风机噪声治理前

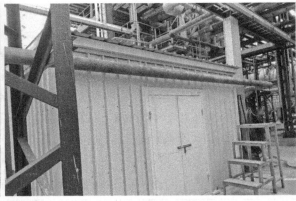
图 4.4.4　Ⅱ催化稀释风机噪声治理后

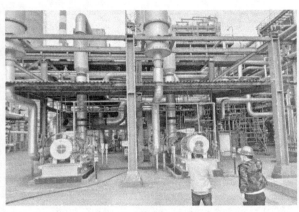
图 4.4.5　Ⅰ硫黄装置主燃烧炉风机治理前

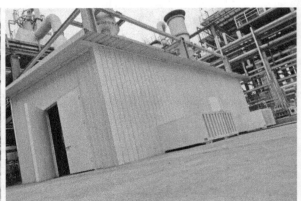
图 4.4.6　Ⅰ硫黄装置主燃烧炉风机治理后

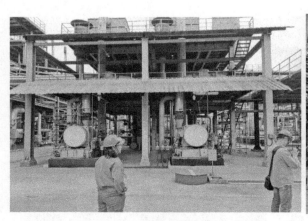
图 4.4.7　Ⅱ硫黄装置主燃烧炉风机治理前

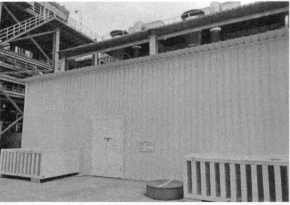
图 4.4.8　Ⅱ硫黄装置主燃烧炉风机治理后

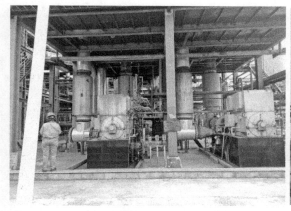 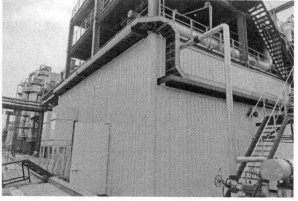

图 4.4.9　Ⅲ硫黄装置主燃烧炉风机治理前　　图 4.4.10　Ⅲ硫黄装置主燃烧炉风机治理后

二、职业健康检查结果动态分析

历年职业健康检查结果均未发现与接触硫化氢、噪声、溶剂汽油、液化石油气、氨、氢氧化钠、甲苯、苯、二甲苯、一氧化碳、二氧化硫、臭氧、煤尘、矽尘及石灰石粉尘、甲醇、盐酸、硫酸、丁烯、丁二烯、乙腈、六氟化硫、工频电场、正己烷及高温等有关的疑似职业病患者。根据《职业健康监护技术规范》(GBZ188—2014)、《职业性噪声聋诊断标准》(GBZ49—2014)规范标准要求,分别对听力异常检出者进行职业病专科复查,干预前后四年检出与噪声有关听力异常者分别为 15 人、13 人、13 人及 12 人,干预后 3 名听力异常人员退休,未出现新增与噪声有关听力异常人群。进一步加强相关职业卫生现场检查监督,严格要求劳动者佩戴耳塞等护耳器,优化巡检,减少噪声接触时间。

三、员工对工作场所安全认知及满意度

干预后调查发现,员工对单位工作场所安全认可度较高,64%认为比较安全,但仍有 26.0%的员工认为该职业场所存在安全隐患。员工认为可能存在的安全隐患集中存在于违规操作、注意力不集中、作业场所环境不良、设备设施有缺陷等方面。对劳动条件不满意者占比 12.6%,很不满意者占比 1.8%。

共同参与干预前后两次调查的 2 722 名员工中,认为工作场所比较安全的比例由 58.0%上升到 64.0%,认为很安全的比例由 6.2%上升到 10.0%,认为不安全和很不安全的比例分别由 28.5%、7.2%下降到 20.3%和 5.7%,且差异具有统计学意义($P<0.001$);认为违规操作可能影响安全的人群比例由 56.0%上升到 69.5%,认为注意力不集中可能影响安全的人群比例由 44.5%上升到 62.9%,认为缺乏安全操作规程可能影响安全的人群比例由 29.9%上升到 35.2%,认为劳动组织不合理可能影响安全的人群比例由 25.9%上升到 38.3%,认为作业场所环境不良可能影响安全的人群比例由 51.1%上升

到 54.0%，认为设备设施有缺陷可能影响安全的人群比例由 51.6% 上升到 63.2%，认为缺乏个体防护用品可能影响安全的人群比例由 26.0% 上升到 27.9%，认为防护装置有缺陷可能影响安全的人群占比由 33.2% 上升到 39.5%，且差异均具有统计学意义（$P<0.05$）；对现有劳动条件不满意人群由 15.2% 下降到 12.6%，且差异具有统计学意义（$P<0.001$）。详见表 4.4.2。

表 4.4.2　员工对工作场所安全认知及满意度情况干预前后对比

单位：人数 n（比例/%）

组别	干预前	干预后	χ^2 值	P 值
员工认为所在的工作场所安全情况			82.920	<0.001
很不安全	196(7.2)	154(5.7)		
不安全	777(28.5)	553(20.3)		
比较安全	1 580(58.0)	1 742(64.0)		
很安全	169(6.2)	273(10.0)		
员工认为工作场所存在的可能影响安全的因素				
违规操作	1 523(56.0)	1 891(69.5)	9.599	0.002
注意力不集中	1 211(44.5)	1 711(62.9)	10.087	0.001
缺乏安全操作规程	813(29.9)	959(35.2)	5.841	0.016
劳动组织不合理	706(25.9)	1 042(38.3)	12.147	<0.001
作业场所环境不良	1 392(51.1)	1 469(54.0)	7.572	0.006
设备设施有缺陷	1 404(51.6)	1 720(63.2)	26.578	<0.001
缺乏个体防护用品	707(26.0)	760(27.9)	7.766	0.005
防护装置有缺陷	904(33.2)	1074(39.5)	14.873	<0.001
对劳动条件满意情况			69.225	<0.001
满意	295(10.8)	415(15.2)		
基本满意	1 966(72.2)	1 915(70.4)		
不满意	413(15.2)	343(12.6)		
很不满意	48(1.8)	49(1.8)		

调查结果显示，干预前后员工对工作场所安全认知及满意度有明显上升，提示健康促进工作对提升员工安全认可度及满意度情况有积极效果，认为各危险因素影响工作场所安全的比例也显著上升，说明在职业健康相关服务的推动下，员工对职业性危害因素及职业安全影响因素更加熟知，能够准确意识并识别到危险因素的风险度，提示职业场所健康促进工作提升了员工的职业相关知识，对于检查识别危险因素有了明显的改善效果，今后的干预措施需加强对违规操作、注意力不集中人员等的监督，加强设备设施定期检查监测工

作,调整劳动组织如考虑岗位适配性等以达到最佳效果,改善车间作业环境,加强对个体防护以及设备的维护,避免危险因素影响工作场所安全。

四、职业相关知识知晓、态度及行为

该部分由存在职业病危害因素的岗位人员填写,需剔除总问卷中该部分没有填写的数据。但不能在职业安全清洗后的数据基础上进行处理,这样会导致数据的缺失。剔除的部分为存在异常值、不符合逻辑值以及缺失值,清洗后共有2 303份数据。

干预后调查发现,员工对自己所在的作业场所存在的职业病危害因素较为清楚,占比为95.0%,所在的作业岗位设置职业病危害警示标识占比87.5%,92.2%、99.2%、96.4%的人群知晓职业病概念、防毒面具、防尘口罩相关职业知识,95.1%的人群希望了解作业场所存在的职业病危害因素,98.2%的人群希望企业提供个人职业病防护用品,97.0%的人群希望参加职业健康检查,83.1%的人群接触职业病危害因素时全程佩戴防护用品,但仍有1.0%的人群不佩戴,53.4%的人群从不缺席职业卫生知识培训,但仍有2.9%的人从不参加。

经过前后对比,通过上岗前培训、职业病危害告知栏、职业病危害警示标识和警示说明以及高毒物品告知卡等途径得知存在职业病危害因素的比例显著上升,对比基线结果分别从84.5%、76.5%、79.2%、56.6%上升到87.0%、91.3%、92.5%和67.2%,差异具有统计学意义($P<0.05$);防毒面具佩戴、防尘口罩佩戴、是否希望参加职业健康检查前后无差异;接触职业病危害因素时全程佩戴防护用品人群由73.2%上升到83.1%,不佩戴人群由1.4%下降到1.0%,有检查时佩戴人群由8.3%下降到4.3%,偶尔佩戴人群由17.2%下降到11.6%,差异具有统计学意义($P<0.001$);从不参加职业卫生知识培训人群由4.9%下降到2.9%,偶尔参加人群由34.7%下降到31.2%,偶尔缺席人群由9.8%上升到12.5%,从不缺席人群由50.6%上升到53.4%,且差异具有统计学意义($P<0.05$)。与基线调查结果比较详见表4.4.3和表4.4.4。

表4.4.3 员工职业相关知识知晓情况前后配对对比

单位:人数 n(比例/%)

组别	干预前	干预后	配对χ^2值	P值
是否知道自己所在的作业场所存在职业病危害因素			1.014	0.314
不清楚	131(5.7)	115(5.0)		
知道	2 172(94.3)	2 188(95.0)		
所在的作业岗位是否设置职业病危害警示标识			59.045	<0.001
否	139(6.0)	289(12.5)		
是	2 164(94.0)	2 014(87.5)		

续表

组别	干预前	干预后	配对χ^2值	P值
职业病概念			4.111	0.043
知晓	2 084(90.5)	2 124(92.2)		
不知晓	219(9.5)	179(7.8)		
防毒面具佩戴			2.824	0.093
知晓	2 271(98.6)	2 284(99.2)		
不知晓	32(1.4)	19(0.8)		
防尘口罩佩戴			1.541	0.214
知晓	2 236(97.1)	2 220(96.4)		
不知晓	67(2.9)	83(3.6)		

表4.4.4 员工职业相关态度及行为干预前后对比

单位：人数n（比例/%）

组别	干预前	干预后	χ^2值	P值
得知存在职业病危害因素的途径				
合同告知	1 046(45.4)	982(42.6)	10.333	0.001
上岗前培训	1 946(84.5)	2 003(87.0)	4.568	0.033
职业病危害告知栏	1 761(76.5)	2 102(91.3)	2.622	0.105
警示标识和警示说明	1 823(79.2)	2 130(92.5)	4.536	0.033
高毒物品告知卡	1 303(56.6)	1 548(67.2)	7.791	0.005
是否希望了解作业场所存在的职业病危害因素			12.554	0.026
不希望	55(2.4)	49(2.1)		
无所谓	53(2.3)	64(2.8)		
希望	2 195(95.3)	2 190(95.1)		
是否希望企业为你提供个人职业病防护用品			11.941	0.020
不希望	17(0.7)	11(0.5)		
无所谓	27(1.2)	30(1.3)		
希望	2 259(98.1)	2 262(98.2)		
是否希望参加职业健康检查			8.606	0.069
不希望	14(0.6)	13(0.6)		
无所谓	61(2.6)	55(2.4)		
希望	2 228(96.7)	2 235(97.0)		

续表

组别	干预前	干预后	χ^2值	P值
接触职业病危害因素时佩戴防护用品时间			31.244	<0.001
不佩戴	32(1.4)	22(1.0)		
有检查时佩戴	190(8.3)	99(4.3)		
偶尔佩戴	395(17.2)	268(11.6)		
全程佩戴	1 686(73.2)	1 914(83.1)		
参加职业卫生知识培训情况			20.253	0.016
从不参加	113(4.9)	67(2.9)		
偶尔参加	798(34.7)	719(31.2)		
偶尔缺席	226(9.8)	288(12.5)		
从不缺席	1 166(50.6)	1 229(53.4)		

调查结果表明，健康促进干预工作对员工职业相关知识知晓、态度及行为起到了较为有效的改善，通过对工作场所设置危害因素提示卡、警示标识等措施可以明显提升员工对职业病危害因素的知晓情况，同时对于职业防护措施、用品、职业卫生培训、职业健康体检等方面员工态度有积极的改善，提示健康促进措施可以提升部分职业相关"知信行"，具有积极的意义。

五、员工对项目实施评价及后期健康需求

此部分调查整体员工的健康服务相关评价及需求，不需进行前后对比，有效样本采用原数据 3 337 份。

1. 项目实施对员工的健康影响评价

调查发现，大多数员工都认为近年来单位提供的健康促进服务对自己各方面都存在积极的影响，认为工作环境改善、人际关系改善、工作满意度提高、精神面貌改善、工作压力改善、生活方式改善、工作方式改善、健康知识满足情况、健康状况改善对其具有积极的影响分别占比 72.4%、62.8%、66.3%、64.8%、58.6%、61.3%、66.1%、67.3%、62.3%，提示健康促进服务工作对大部分员工存在较为积极的效应，可继续推广实行干预措施。详见表 4.4.5。

表 4.4.5 员工对项目实施的效果评价

单位：人数 n（比例/%）

组别	非常积极影响	积极影响	没有影响	消极影响	非常消极影响
工作环境改善	879(26.3)	1 539(46.1)	783(23.4)	91(2.7)	45(1.3)
人际关系改善	728(21.8)	1 369(41.0)	1 118(33.5)	85(2.5)	37(1.1)
工作满意度提高	749(22.4)	1 466(43.9)	949(28.4)	128(3.8)	45(1.3)
精神面貌改善	740(22.1)	1 428(42.7)	994(29.7)	122(3.6)	53(1.5)
工作压力改善	657(19.6)	1 302(39.0)	1 009(30.2)	262(7.8)	107(3.2)
生活方式改善	666(19.9)	1 384(41.4)	1 072(32.1)	164(4.9)	51(1.5)
工作方式改善（如个体防护用品正确使用、工间休息等）	702(21.0)	1 505(45.1)	922(27.6)	139(4.1)	69(2.0)
健康知识满足情况	684(20.4)	1 566(46.9)	954(28.5)	93(2.7)	40(1.1)
健康状况改善	677(20.2)	1 408(42.1)	1 021(30.5)	168(5.0)	63(1.8)

2. 健康需求结果调查

（1）健康知识需求调查

调查结果显示，希望企业继续提供缓解工作压力，减少工作相关疾病，体育锻炼，健康饮食，精神卫生（心理健康），肿瘤防治，高血压、糖尿病等慢性病防治和职业病相关知识等健康安全知识的员工比例较高，分别占比 89.3%、63.8%、58.6%、57.9%、58.9%、38.4%、57.1%和 67.3%，说明了员工在工作过程中也受这些健康问题的困扰。详见表 4.4.6。

表 4.4.6 员工健康知识需求调查

组别	人数	比例/%
缓解工作压力	2 982	89.3
职业病相关知识	2 249	67.3
减少工作相关疾病（如腰背疼）	2 130	63.8
精神卫生（心理健康）	1 968	58.9
体育锻炼	1 958	58.6
健康饮食	1 934	57.9
高血压、糖尿病等慢性病防治	1 906	57.1
肿瘤防治	1 284	38.4
控烟	748	22.4
限酒	683	20.4
性健康	455	13.6

(2) 健康服务需求调查

本调查结果显示,希望企业提供职业健康检查、健康知识普及、心理咨询、提供锻炼场所、提供健康膳食等健康服务的员工比例较高,分别占比 89.6%、63.3%、55.0%、67.6% 和 67.7%,详见表 4.4.7。

表 4.4.7 员工健康服务需求调查

组别	人数	比例/%
职业健康检查	2 992	89.6
提供健康膳食	2 261	67.7
提供锻炼场所	2 258	67.6
健康知识普及	2 113	63.3
心理咨询	1 838	55.0
一般福利体检	1 596	47.8
举办群体性体育活动	1 501	44.9
开展工间操	1 163	34.8
组织兴趣小组	1 027	30.7
"职业健康达人"等达人评比	942	28.2

综上,开展的健康相关服务使得员工对工作场所安全认知及满意度,职业相关知识知晓、态度及行为均有良好的改善效果。开展 WHP 提升了员工对工作场所的安全认可以及劳动条件的满意度,并且提升了员工对岗位职业危害因素的了解,在工作过程中更注重条件以及设施设备的良好状态,为有效改善员工的职业健康奠定了基础。

调查显示员工的职业健康相关知识知晓率前后调查无差异,且均在90%以上,证明职业健康工作规范,培训到位。从员工对减少工作相关疾病和职业病相关知识等健康安全知识的需求可得知,提供职业健康检查、职业健康知识普及等健康服务很有必要。调查显示,员工的心理健康状况依然不容忽视,缓解工作压力的需求仍然排在了首位,对心理咨询的需求也较高,需要持续关注并积极应对员工的心理诉求,降低压力源,创造良好的工作氛围与和谐的企业文化,同时提升员工心理健康技能。

第五章
破局策略与理论思考

长期以来，如何开展 WHP 一直是困扰学术界的难题。高效开展 WHP，需要健康教育和健康促进、健康管理、职业卫生与职业医学、心理学、人类工效学、社会学等多学科知识，目前疾病预防控制内部设置的健康教育和健康促进部门缺乏职业健康相关专业背景，职业健康部门普遍对健康教育和健康促进的理论和技能把握不深，对工作场所预防慢性病缺乏实操知识，企业内部更是专业资源匮乏。本书研究和实践 WHP 在石化行业工作场所实施一整套互相协同和全面的健康促进和保护的破局策略，包括整合多方资源、促进全员参与、建设健康企业、实施智能干预，有效提升了员工职业健康、一般健康和心理健康，增强了企业的社会效应和经济效益。

第一节 破局策略

一、整合多方资源

只有整合多部门资源，才能顺利高效地开展综合干预措施。整合资源应包括整合政策资源、人力资源、技术资源等多方面。

政策资源方面，健康促进显著区别于健康教育的特征就是有政府的主导和政策支持。2020 年 6 月 1 日起开始实施的《中华人民共和国基本医疗卫生与健康促进法》，为 WHP 提供了法律支撑，标志着以"健康中国战略"为顶层设计，以《"健康中国 2030"规划纲要》为行动纲领，以"健康中国行动"为推进抓手的国民健康保护体系全面形成。国务院发布的《国务院关于进一步加强新时期爱国卫生工作的意见》提出，鼓励和支持开展健康城市建设，推动健康城市理念进社区、进学校、进企业、进机关、进营院，提高社会参与程度。由政府牵头创建健康城市，将"健康企业"相关指标纳入健康城市评估体系，促进用人单位积极建设"健康企业"，将极大地推动 WHP 的发展，更有效地保护职业人群身心健康。用人单位可以制定自身的特定 WHP 相关政策（制度），如工间操制度，控烟制度，福利体检制度，制止职场暴力、歧视、性骚扰制度等，来促使人们养成健康的工作方式和生活方式。

在人力资源、技术资源方面，需要注意内部资源和外部资源的有机结合。内部资源不仅包括人事、EHS、财务、工会、党政社团等资源，还需要充分发挥内部医疗站、医务室的作用，在需求评估、健康干预、健康管理动态分析等方面进行技术把关，同时需要发挥企业小团体作用，利用各种健康相关兴趣小组，发挥同伴激励作用。外部资源包括行业集团总部、非政府组织的行业协会、基金会等健康资源，利用社区健康资源、健康主题公园、慢性病示范区创建成果等鼓励员工采取健康生活方式。实行"好邻居"计划，利用周边企业健康资源。还可以借助来自外部机构的专家或技术支持人员的力量，如当地疾病预防控制中心及职业病防治机构对职业病、慢性病、传染病等的防控资源，社区卫生服务中心、体检机构的健康资源，志愿者团队等，共同促进员工身心健康。

二、确保全员参与

员工是WHP的主要受益者，也应该是主要参与者。需要注意员工的全过程参与和全员参与。全过程参与包括参与组织动员、资源整合、需求评估、优先排序、制订计划、活动实施、项目评价和改进完善等全部过程，开展各项活动需要充分了解员工需求。全员参与重点体现公平性，应包括不同用工形式、不同性别、不同工种的全体员工共同参与，形成互利共赢的利益共同体，共享WHP带来的积极成果。

WHP需要通过多种方式鼓励、引导、接纳、培养员工发挥主人翁精神，主动参与到WHP的活动中来，积极争当"职业健康达人"，切实对自己、对家庭、对社会负责，养成向上、健康、文明的生活和工作方式，善于学习、合作、沟通、自律，不断提高身心素质、强化职业能力、提升职业素养，在健康的氛围和环境中工作、生活，不断提高自我管理、自我改善的意识和行为，提升获得感、安全感、幸福感和满意度，提高健康意识、维权意识与参与意识，对劳动者进行赋权增能，形成职业病防治"倒逼机制"，迫使企业健康管理水平提升，使其能够自下而上地提出有关职业健康的诉求，促进企业创造健康的工作场所。

三、建设健康企业

开展健康企业建设是促进劳动者健康的有效载体，是WHP的有力"抓手"。健康企业是健康城市"健康细胞"的重要组成之一。通过不断完善企业管理制度，有效改进企业环境、健康管理和服务水平，打造企业健康文化，满足企业员工健康，实现企业健康与人的健康协调发展。健康企业建设对于保障和促进劳动者的身心健康、推进健康中国目标实现具有重要意义。"以治病为中心转变到以人民健康为中心"的大健康理念被全面融入企业文化之中，提供健康支持性环境，将保护员工健康的诉求与健康环境的建设紧密连接，为其提供环境整洁、舒适优美、绿色环保、健康安全的人性化工作和生活环境。完善全员的健康服务与健康管理，倡导健康的生产、生活方式，传播健康理念，提高员工健康素养和身心健康水平。健康企业建设不仅保护了员工健康，同时还在抗击疫情促进企业复工复产中发挥了重要作用。本研究也显示疫情管控期间公司未发生一起新冠阳性病例，生产经营持续平稳有序，干部职工队伍稳定，疫情防控取得良好成效。

四、提供智能干预

石化行业普遍企业规模较大，职工人数众多，健康干预如果仅依赖线下进行，惠及人群必定有限，如健康知识培训及普及、健康咨询和辅导等，其可及性、便捷性限制了使用率。此外，员工 EAP 在为员工提供职业心理健康、压力管理、婚姻家庭、工作与生活平衡等咨询或帮助过程中，不可避免会涉及组织人际关系、个人隐私。尽管 EAP 项目有保密条款，但深度访谈显示，员工因涉及隐私而不愿意向线下心理辅导人员倾吐心声，担心暴露自身出现心理健康问题会对工作产生影响。此外还存在工作时间和地点不利于及时获取心理帮助、工作和生活繁忙无多余的空闲时间关注自身心理健康问题等。因此，应开发并推广线上健康干预"工具包"，强化"每个人是自己健康的第一责任人"理念，从单一的干预措施到多层次线上线下全面干预，不断丰富智能干预，线上针对员工身心健康信息采集、健康检测、健康评估、个性化健康管理方案、健康干预等手段持续加以改善，针对不同人群开展分层健康管理和指导，促进员工发展个人健康技能，提高自我管理意识和水平。

第二节 总体成效

开展 WHP，既响应了党的二十大报告指出的"把保障人民健康放在优先发展的战略位置"，也促进了中国石化健康管理工作的实施；充分体现了企业对员工的人文关怀，同时也为员工价值最大化创造了更好的条件，有利于企业生产力资源的可持续发展；增加了员工归属感，提高了员工的劳动生产率，使员工更能感受到企业对他们的关怀，提升了工作热情，企业员工的身心更健康，精力更充沛，员工之间更具合作精神，并有更强的执行力；实现了全体员工职业健康、身体健康、心理健康与企业发展的相互促进、同步提高。

一、员工身心健康方面

开展 WHP 对员工的健康生活方式、健康知识知晓、职业安全知识、信念及行为均有明显全面的改善。WHP 降低了员工健康危险行为，健康生活方式和工作方式得以践行，提升了员工慢性病自我管理能力，慢性病检出率持续下降，其中高血压检出率下降

14.85%。高危人员跟踪干预率100%，职业病危害合同告知率100%，职业健康培训覆盖率100%，员工体质测定100%，员工自感压力检出率下降18.7%，生活满意度得以提升。员工对项目实施的评价普遍较好，58.6%～72.4%的员工认为工作环境改善、人际关系改善、工作满意度提高、精神面貌改善、工作压力改善、生活方式改善、工作方式改善、健康知识满足情况、健康状况改善等方面对其具有积极的影响。公司每年在岗职业健康检查受检率100%，岗前职业健康受检率100%，离岗职业健康受检率100%。完善的保障体系有效减轻了员工面对重大疾病的经济负担，避免"因病致贫"和"代际传播"的风险。

二、经济效益方面

开展WHP促进了员工整个职业生涯中保持稳定的就业状态，减少了因病缺勤，企业凝聚力增加，管理效率提升，保证了长期生产力，促进了企业经济可持续发展。员工总体健康素养和各类慢性病指标得到明显改善，有实实在在的效果。从公司补充医疗报销情况也得到验证，2020—2022年公司总体补充医疗报销费用大幅度降低，员工的身心健康是保证公司安全生产提升效益的基础，公司上下一心，充分发挥装置检修后平稳运行优势，狠抓生产优化、拓市扩销、攻坚创效，经营业绩实现"箭头向上"，近三年公司效益持续排在总部炼化板块第一名。

三、社会效益方面

通过开展WHP，企业软实力得到明显增强，随着公众开放日活动的深入推进和区域环境的持续改善，公司已成为重要的社会实践基地，累计接待社会各界人士以及各类学生参观活动314批10 106人次，展示了企业良好形象，赢得了社会好评。2021年登上中央电视台《新闻联播》栏目头条，成为石油石化行业践行绿色健康发展的佼佼者。企业高质量发展基础得到持续巩固，良好的健康状况让员工保持着良好的工作状态、思维能力、应急处置能力，公司先后荣获"全国文明单位"、"全国群众体育先进单位"、石油和化工行业能效"领跑者"标杆企业、"石油和化工行业节能先进单位"、"重污染天气重点行业绩效评价A级企业"等称号以及"园林式单位"等多项荣誉。企业于2020年通过江苏省健康企业建设验收，2022年被国家卫健委评为首批健康企业优秀案例，社会认可度逐年提升。

第三节 理论思考

关于 WHP 的理论基础,目前认为行为改变理论为理解行为的影响因素以及行为干预提供了一个理论框架,但是如何将其具体运用在健康促进项目实践中,一直是个难题。本研究结果表明,健康生态学模型作为一种宏观指导健康促进项目的方法,可作为指导 WHP 工作的统领,利于各种项目的实施。健康促进的生态学模型具有更强的综合性和多元性,体现在健康促进的生态学模型以环境改变、政策干预等方式帮助人们在日常生活、工作中作出有利于健康的选择。在设计 WHP 的干预性项目时,可以考虑运用生态学模型作为大体框架,同时结合使用其他具体的行为理论。如在"个人"层面上使用健康信念模式,在"企业"层面上使用组织发展理论,在"社区"和"社会"层面上使用创新扩散理论等,综合使用。

《职业健康促进名词术语》(GBZ/T 296—2017)中对"工作场所健康促进"(workplace health promotion)的定义来源于《职业卫生名词术语》(GBZ/T 224—2010)中的"职业健康促进"(occupational health promotion),定义为"采取综合干预措施,以改善工作条件,改变劳动者不健康生活方式和行为,控制健康危险因素,预防职业病,减少工作有关疾病的发生,促进和提高劳动者健康和生命质量为目的的活动"。本研究显示,工作场所健康促进范围、内涵和目的与职业健康促进不尽相同,不仅涵盖了职业健康促进,还应比职业健康内容更加丰富,要求标准更高,基本覆盖了劳动者的一般健康、心理健康和职业健康等全面健康,最终目的不仅对员工个体健康有利,同时身心健康的员工可提高生产效率,促进企业经济的可持续发展。我国职业人群的身心健康面临着诸多风险和挑战,不仅作为某一特定职业群体面临诸如化学性、物理性、生物性职业危害因素以及职业紧张等心理因素的威胁,还存在与一般人群相同的公共卫生问题与挑战。相应地,WHP 也包括与职业卫生有关的健康促进和与一般生活方式有关的健康促进。单靠传统的职业卫生与安全工作模式不能有效解决和促进职业人群的全面健康。因此,建议将"工作场所健康促进"定义修改为"在工作场所采取综合干预措施,控制健康危险因素,改变劳动者不健康的生活和工作方式,提高个体和群体自我保健意识,促进和提高劳动者健康水平、生命质量和生产效率"。

虽然项目取得了一定的实效,但仍需不断深入开展 WHP,尤其关注员工的心理健康、职业病危害因素接触人群的慢性病干预。进一步加强对心血管疾病的及时筛查以及早检早治;针对仍然存在的心理健康危险因素,从减少工作压力源、增强心理应对能力、岗位适配性调控、智能心理干预四个方面入手，根据员工的工作量、工作性质和特点，对考察检查频率进行科学评估，合理安排，适当灵活减少考核频次；针对不同对象，鼓励通过员工自学、外培、内培等方式，全面提高员工工作技能，使其能力与工作相匹配；对考核频次及场所环境等问题向员工进行详细的解释说明和心理疏导，同时增强岗前相关职业健康教育培训等，增强其心理适应能力以缓解压力问题；密切关注员工的心理状况与工作压力，针对高工作压力分布的岗位员工及时提供相应的心理援助，针对已经出现心理问题的员工考虑实行岗位适配性调控，必要时调整工作岗位、转岗或轮岗，减少工作的单调、重复和枯燥乏味性，增加工作丰富性和多元性，让员工找到真正感兴趣、最适合自己、有发展方向的工作岗位；进一步深入开展智能心理援助系统，做到全天候科学指导和陪伴，避免心理不良症状的恶化以及不良效应。

我国 WHP 仍处在起步探索阶段，需要通过不断实践丰富其理论。工作环境与劳动者的健康和福祉高度相关，工作场所不仅可能存在职业病危害因素，同时也可能存在长工时、静坐工作方式、异常工作姿势、食堂饮食不合理、工作安排与员工能力和资源不匹配等影响员工身心健康的危险因素，因此 WHP 不能仅停留在防治职业病的层面，需根据 WHO "工人健康：全球行动计划"和"健康工作场所行动模式"的要求和指导，从实体工作环境、社会心理工作环境、个人健康资源和企业社区行动等四个途径，向全面健康促进迈进。工作场所相对社区等有更完善的组织架构，有同事之间的社会支持和同伴压力（peer pressure），员工依从性更高，使得工作场所成为改善员工健康的优先环境和开展健康促进活动的理想环境。我国已将"职业健康保护行动"列为《健康中国行动（2019—2030 年）》的 15 个重大卫生行动之一，兼顾传统职业病的防治和新型职业健康危害因素的应对分别提出了劳动者个人、用人单位、政府应采取的举措及行动，切实保障劳动者职业健康权益，对维护全体劳动者身体健康、促进经济社会持续健康发展至关重要。从以工作场所职业病危害控制和职业病诊断治疗为中心，加快转变到以劳动者身心健康为中心上来，不断推动用人单位落实职业健康的主体责任，提升劳动者个人的健康保护意识，政府和社会持续为劳动者提供全方位、全周期的健康服务。开展工作场所健康促进是落实"职业健康保护行动"的具体举措，值得我们持续关注和深入研究。

附　录

附录一　员工健康相关信息调查表（基线）

知 情 同 意

您好！

本调查用于评估您的健康危险因素，为后续开展针对性的健康促进工作提供依据，我们需要您的积极配合，共同为增进您的健康做出努力！

这份问卷没有标准答案，只需要按照您的实际情况填写调查表的各项内容，完成后交给我们的调查人员即可。我们会对您的答案严格保密。

我们真诚希望得到您的帮助和支持！如您同意上述内容并自愿参与答题，请签名后进行答题。

签名 _____

工作部门：_____

所在岗位：_____（请在空格内填写以下对应序号）

（1）外操工　（2）内操工　（3）班长　（4）基层管理人员　（5）化验分析员

（6）机关人员　（7）后勤辅助等其他人员

工号：_____

身高：_____（厘米）　　体重：_____（公斤）

一、基本情况

1. 出生年份：_____年_____月（如1990年3月）
2. 性别：（1）男　　　　　　　（2）女
3. 学历：（1）初中及以下　（2）高中/中专　　　　（3）大专/高职
   （4）本科　　　　　　（5）研究生及以上
4. 婚姻：（1）已婚，住在一起（2）已婚，两地分居
   （3）未婚　　　　　　（4）丧偶/离婚
5. 岗位：（1）一线工作人员　（2）班组长　　　　　（3）中层干部
6. 目前岗位上岗时间为（指哪年到目前岗位）_____年_____月（如2010年9月）
7. 平均每周工作时间（包含加班时间）为_____
   （1）≤40小时　　　　（2）41～50小时　　　　（3）51～60小时

（4）61～70 小时　　　　　（5）＞70 小时

8. 是否为轮班（倒班）工作制？_____
   （0）否　　　　　　　　　（1）是

二、一般健康知识

9. 你认为什么是健康？_____
   （0）不知道　　　　　（1）没病　　　　　　（2）没有残疾
   （3）身体、精神及社会适应的完好状态

10. 吸烟对健康的影响：_____
    （0）不知道　　　　　（1）无害　　　　　　（2）有害

11. 你认为下列哪一项属于高血压？_____
    （0）不知道　　　　　（1）收缩压＜140 mmHg 和舒张压＜90 mmHg
    （2）收缩压≥140 mmHg 或舒张压≥90 mmHg

12. 下列哪种方式可以预防高血压、冠心病等慢性病的发生？（可多选）_____
    （0）不知道　　　　　（1）吃清淡饮食　　　（2）躺着不动
    （3）控制体重　　　　（4）心情舒畅　　　　（5）体育锻炼

13. 下列哪种方式可以传播艾滋病？（可多选）_____
    （0）不知道　　　　　（1）近距离咳嗽喷嚏飞沫（2）血液传播
    （3）蚊虫叮咬　　　　（4）礼节性接吻　　　（5）共用餐具
    （6）握手　　　　　　（7）同一办公室办公　（8）性行为
    （9）拥抱　　　　　　（10）母婴传播　　　　（11）共用游泳池

三、生活方式

14. 你是否吸烟？（指累计吸烟量达到 100 支及以上，否则为不吸烟）_____
    （答"否"者跳到 17 题）
    （0）否　　　　　　　　（1）是

15. 你的吸烟烟龄共计 _____ 年 _____ 月（如 3 年 10 月）

16. 你平均每天吸烟多少支？_____
    （1）＜10 支/天　　　（2）10～20 支/天　　（3）＞20 支/天

17. 你是否饮酒？（指不论何种酒平均每周饮一次者为饮酒，否则为不饮酒，但逢年过节饮一次者不算饮酒）_____（答"否"者跳到 20 题）
    （0）否　　　　　　　　（1）是

18. 饮酒次数？_____
    （1）＜3 次/周　　　　（2）3～6 次/周　　　（3）＞6 次/周

19. 你一般每次喝白酒_____两，啤酒_____瓶

20. 你一般每周锻炼多少次？（指规律性进行每次超过 20 分钟以锻炼身体为目的的各种活动）_____
    （0）无　　　　　　　（1）1～2 次/周　　　（2）3～5 次/周

(3) >6 次/周
21. 你每周平均吃几次早餐？_____
    (0) 不吃   (1) 1~4 次/周   (2) >5 次/周
22. 你的饮食口味：_____
    (1) 偏咸   (2) 一般   (3) 偏淡
23. 你喜欢哪种饮食：_____
    (1) 油腻   (2) 一般   (3) 清淡
24. 你感觉自己的健康状况如何？_____
    (1) 好   (2) 一般   (3) 差   (4) 非常差

四、慢性病及自我管理

25. 过去 12 个月内，您是否采取过措施控制体重？_____
    (1) 采取了措施减轻体重
    (2) 采取了措施保持体重
    (3) 采取了措施增加体重（跳转至 27 题）
    (4) 未采取任何措施（跳转至 27 题）
26. 您控制或减轻体重的方法有哪些？（可多选）_____
    (1) 控制饮食   (2) 锻炼   (3) 药物   (4) 其他
27. 您的父母是否患有高血压？_____
    (1) 是   (2) 否   (3) 不清楚
28. 您有没有被医生诊断过高血压？_____
    (1) 有   (2) 没有（跳转至 30 题）
29. 您采取了什么措施来控制血压？（可多选）_____
    (1) 按医嘱服药   (2) 有症状时服药   (3) 控制饮食
    (4) 适量运动   (5) 血压监测   (6) 未采取措施
30. 您的父母是否患有糖尿病？_____
    (1) 是   (2) 否   (3) 不清楚
31. 您有没有被医生诊断过糖尿病？_____
    (1) 有   (2) 没有（跳转至 33 题）
32. 您采取了什么措施来控制血糖？（可多选）_____
    (1) 口服药   (2) 注射胰岛素   (3) 控制饮食
    (4) 适量运动   (5) 血糖监测   (6) 未采取措施
33. 您有没有被医生诊断过血脂异常？_____
    (1) 有   (2) 没有（跳转至 35 题）
34. 您采取了什么措施来控制血脂？（可多选）_____
    (1) 按医嘱服药   (2) 控制饮食   (3) 适量运动
    (4) 血脂监测   (5) 未采取措施

35. 在过去的 12 个月内,您是否发生过心肌梗死?_____
    (0) 否　　　　　　　　(1) 是

36. 在过去的 12 个月内,您是否发生过脑卒中?_____
    (0) 否　　　　　　　　(1) 是

五、重点慢性病核心知识

37. 您是否知道哪些情况下容易发展成高血压、糖尿病等慢性病(抽烟、肥胖、高血脂、血压高值、高血糖等至少说出一种)?_____
    (0) 否　　　　　　　　(1) 是

38. 您认为下列哪些慢性病严重危害健康,给个人、家庭和社会带来沉重负担?(可多选)_____
    (1) 心脑血管病　　　(2) 癌症　　　　　　(3) 糖尿病
    (4) 慢性呼吸系统疾病　(5) 不知道

39. 您认为下列哪些是慢性病的危险因素?(可多选)_____
    (1) 高油高盐饮食　　(2) 适量运动　　　　(3) 吸烟
    (4) 过量饮酒　　　　(5) 不知道

40. 您认为合理膳食、戒烟限酒、适量运动等健康生活方式能有效预防慢性病吗?_____
    (1) 能　　　　　　　(2) 不能　　　　　　(3) 不知道

41. 为降低慢性病患病风险,您认为应通过定期体检了解自己下列哪些指标?(可多选)_____
    (1) 体重和身高　　　(2) 腰围　　　　　　(3) 血压
    (4) 血糖　　　　　　(5) 不知道

42. 您认为下列哪种说法正确?_____
    (1) 慢性病人不用去医院就诊,在家自行调整用药
    (2) 慢性病人病情变化时及时就诊
    (3) 不知道

43. 您认为下列哪些措施可以防治脑卒中、冠心病等心脑血管疾病?(可多选)_____
    (1) 及早发现冠心病、脑卒中等心脑血管疾病的早期症状
    (2) 及时治疗冠心病、脑卒中等心脑血管疾病
    (3) 预防、控制高血压
    (4) 预防、控制高血脂
    (5) 不知道

六、职业安全

44. 你认为所在的作业场所安全吗?_____
    (0) 很不安全　　　　　　　　　　　(1) 不安全

(2) 比较安全　　　　　　　　　　(3) 很安全

45. 你所在的作业场所存在的可能影响安全的因素是什么？_____
   (1) 违规操作　　　　　　　　　(2) 注意力不集中
   (3) 缺乏安全操作规程　　　　　(4) 劳动组织不合理
   (5) 作业场所环境不良　　　　　(6) 设备、设施有缺陷
   (7) 缺乏个体防护用品　　　　　(8) 防护装置有缺陷
   (9) 其他（请列出）_____

46. 你对现有劳动条件满意吗？_____
   (1) 满意　　　　　　　　　　　(2) 基本满意
   (3) 不满意　　　　　　　　　　(4) 很不满意

七、健康需求

47. 你希望单位提供哪些健康和安全方面的知识？（可多选）_____
   (1) 缓解工作压力　　　(2) 控烟　　　　　　(3) 限酒
   (4) 减少工作相关疾病如腰背疼　　　　　　(5) 体育锻炼
   (6) 健康饮食　　　　　(7) 性健康　　　　　(8) 精神卫生
   (9) 肿瘤防治　　　　　(10) 高血压、糖尿病等慢性病防治
   (11) 其他

八、自感工作压力

48. 总体而言，你感觉你的工作压力如何？（在下图 0～10 间选出最适合实际情况的数字画"○"）

   没有压力 ————————————————→ 压力极大

   0　1　2　3　4　5　6　7　8　9　10

九、职业相关知识（以下项目请存在职业病危害因素的岗位人员填写）

49. 你知道自己所在的作业场所存在职业病危害因素吗？_____
   (0) 不清楚　　　　　　　　　　(1) 知道

50. 你得知存在职业病危害因素的途径是（可多选）_____
   (1) 合同告知　　　　　　　　　(2) 上岗前培训
   (3) 职业病危害告知栏　　　　　(4) 职业病危害警示标识和警示说明
   (5) 高毒物品告知卡　　　　　　(6) 其他方式（列出）_____

51. 你所在的作业岗位是否设置职业病危害警示标识？_____
   (0) 否　　　　　　　　　　　　(1) 是

52. 你知道《职业病防治法》吗？_____
   (0) 不知道　　　　　　(1) 一般了解　　　　(2) 比较清楚

53. 你认为什么是职业病？_____
   （1）劳动者所患疾病
   （2）工作相关疾病
   （3）用人单位的劳动者在职业活动中，因接触粉尘、放射性物质和其他有毒、有害物质等因素而引起的疾病

54. 当你发现突然有大量毒气散发时，应迅速戴上适合的_____
   （1）防毒面具　　　（2）眼镜　　　（3）口罩　　　（4）手套

55. 粉尘作业时必须佩戴 _____
   （1）棉纱口罩　　　　　　　　　　（2）防尘口罩
   （3）防毒面具　　　　　　　　　　（4）医用口罩

56. 你是否希望了解作业场所存在的职业病危害因素？_____
   （0）不希望　　　　（1）无所谓　　　　（2）希望

57. 你希望企业为你提供个人职业病防护用品吗？_____
   （0）不希望　　　　（1）无所谓　　　　（2）希望

58. 你希望参加职业健康检查吗？_____
   （0）不想　　　　　（1）无所谓　　　　（2）想

59. 你接触职业病危害因素时佩戴防护用品时间：_____
   （0）不佩戴　　　　　　　　　　　（1）有检查时佩戴
   （2）偶尔佩戴　　　　　　　　　　（3）全程佩戴

60. 你参加职业卫生知识培训情况 _____
   （0）从不参加　　　　　　　　　　（1）偶尔参加
   （2）偶尔缺席　　　　　　　　　　（3）从不缺席

61. 你希望获得哪方面的职业卫生知识？（可多选）_____
   （1）职业病及工作相关疾病的症状及防治知识
   （2）职业病危害因素的种类及其对人体的危害
   （3）常见职业中毒的症状及中毒事故的应急救援方法
   （4）劳动保护用品和卫生防护用品的正确使用方法
   （5）安全生产知识
   （6）职业病防治方面的法规、条例

感谢您的耐心配合，祝您健康！
调查员：_____　　　审核员：_____
填表日期：_____年_____月_____日

附录二 员工健康相关信息调查表（干预后）

知 情 同 意

您好！

本调查是为了收集您的健康相关信息，了解您对近年来开展的工作场所健康促进的评价，为更好地开展健康服务提供科学依据。因此，我们需要您的配合，希望能为增进您的健康做出努力！

这份问卷没有标准答案，请您务必独立回答。我们会对您的答案严格保密。我们真诚希望得到您的帮助和支持！如您同意上述内容并自愿参与答题，请点击"下一页"进入答题。

填 表 说 明

1. 本调查仅限公司在职员工参与。
2. 请根据您的实际情况选择对应项目或填写相关信息。
3. 填写问卷时长约5～6分钟。
4. 所有题目必须全部作答完毕，方可提交问卷。
5. 答题结束后广告为平台自动生成，非本调查设定，我们不担保其真实性或有效性。

第一部分	基本信息		
A1	您的工号：	_____(8位数)	
A2	您的性别：	1□男	2□女
A3	您现在的居住地区：	1□城市	2□农村
A4	您的腰围(cm) （测量肚脐以上1 cm处）：	_____	（范围:50～130）
A5	您的臀围(cm) （测量臀部最隆起部位）：	_____	（范围:50～200）

附录二 员工健康相关信息调查表（干预后）

第二部分	生活方式	
B1	您每周平均吃几次早餐？	1 □不吃 2 □1~4 次/周 3 □>5 次/周
B2	您的饮食口味？	1 □偏咸 2 □一般 3 □偏淡
B3	您喜欢哪种饮食？	1 □油腻 2 □一般 3 □清淡
B4	您感觉自己的健康状况如何？	1 □好 2 □一般 3 □差 4 □非常差

第三部分	一般健康知识（单选题只有 1 个正确选项，多选题有 2 个及以上正确选项，请在相应选项序号上画"√"。多选题有注明）	
C1	您认为什么是健康？	1 □不知道 2 □没病 3 □没有残疾 4 □身体、精神及社会适应的完好状态
C2	吸烟对健康的影响：	1 □不知道 2 □无害 3 □有害
C3	您认为下列哪一项属于高血压？	1 □不知道 2 □收缩压<140 mmHg 和舒张压<90 mmHg 3 □收缩压≥140 mmHg 或舒张压≥90 mmHg
C4	下列哪种方式可以预防高血压、冠心病等慢性病的发生？（可多选）	1 □不知道　　　　　2 □吃清淡饮食 3 □躺着不动　　　　4 □控制体重 5 □心情舒畅　　　　6 □体育锻炼
C5	下列哪种方式可以传播艾滋病？（可多选）	1 □不知道 2 □近距离咳嗽喷嚏飞沫 3 □血液传播 4 □蚊虫叮咬 5 □礼节性接吻 6 □共用餐具 7 □握手 8 □同一办公室办公 9 □性行为 10 □拥抱 11 □母婴传播 12 □共用游泳池

续表

第三部分　一般健康知识（单选题只有1个正确选项，多选题有2个及以上正确选项，请在相应选项序号上画"√"。多选题有注明）		
C6	您认为下列哪种说法正确？	1 □慢性病人不用去医院就诊，在家自行调整用药 2 □慢性病人病情变化时及时就诊 3 □不知道
C7	您认为下列哪些措施可以防治脑卒中、冠心病等心脑血管疾病？（可多选）	1 □及早发现冠心病、脑卒中等心脑血管疾病的早期症状 2 □及时治疗冠心病、脑卒中等心脑血管疾病 3 □预防、控制高血压 4 □预防、控制高血脂 5 □不知道

第四部分　慢性病自我管理		
D1	过去12个月内，您是否采取过措施控制体重？	1 □采取了措施减轻体重 2 □采取了措施保持体重 3 □采取了措施增加体重（跳转至D3题） 4 □未采取任何措施（跳转至D3题）
D2	您控制或减轻体重的方法有哪些？（可多选）	1 □控制饮食 2 □锻炼 3 □药物 4 □其他
D3	您的父母是否患有高血压？	1 □是 2 □否 3 □不清楚
D4	您有没有被医生诊断过高血压？	1 □有 2 □没有（跳转至D6题）
D5	您采取了什么措施来控制血压？（可多选）	1 □按医嘱服药 2 □有症状时服药 3 □控制饮食 4 □运动 5 □血压监测 6 □未采取措施
D6	您的父母是否患有糖尿病？	1 □是 2 □否 3 □不清楚
D7	您有没有被医生诊断过糖尿病？	1 □有 2 □没有（跳转至D9题）

续表

第四部分	慢性病自我管理	
D8	您采取了什么措施来控制血糖？（可多选）	1 □口服药 2 □注射胰岛素 3 □控制饮食 4 □运动 5 □血糖监测 6 □未采取措施
D9	您有没有被医生诊断过血脂异常？	1 □有 2 □没有（跳转至D11题）
D10	您采取了什么措施来控制血脂？（可多选）	1 □按医嘱服药 2 □控制饮食 3 □运动 4 □血脂监测 5 □未采取措施
D11	在过去的12个月内，您是否发生过心肌梗死？	1 □否 2 □是

第五部分	职业安全	
E1	您认为所在的作业场所安全吗？	1 □很不安全 2 □不安全 3 □比较安全 4 □很安全
E2	您所在的作业场所存在的可能影响安全的因素是什么？（可多选）	1 □违规操作 2 □注意力不集中 3 □缺乏安全操作规程 4 □劳动组织不合理 5 □作业场所环境不良 6 □设备、设施有缺陷 7 □缺乏个体防护用品 8 □防护装置有缺陷 9 □其他（列出）_____
E3	您对现有劳动条件满意吗？	1 □满意 2 □基本满意 3 □不满意 4 □很不满意

第六部分	职业相关知识（该项请存在职业病危害因素的岗位人员填写）	
F1	您知道自己所在的作业场所存在职业病危害因素吗？	1 □不清楚 2 □知道
F2	您得知存在职业病危害因素的途径是（可多选）	1 □合同告知 2 □上岗前培训 3 □职业病危害告知栏 4 □职业病危害警示标识和警示说明 5 □高毒物品告知卡 6 □其他方式（列出）_____
F3	您所在的作业岗位是否设置职业病危害警示标识？	1 □否 2 □是
F4	您知道《职业病防治法》吗？	1 □不知道 2 □一般了解 3 □比较清楚
F5	您认为什么是职业病？	1 □劳动者所患疾病 2 □工作相关疾病 3 □用人单位的劳动者在职业活动中，因接触粉尘、放射性物质和其他有毒、有害物质等因素而引起的疾病
F6	当您发现突然有大量毒气散发时，应迅速戴上适合的：	1 □防毒面具 2 □眼镜 3 □口罩 4 □手套
F7	粉尘作业时必须佩戴：	1 □棉纱口罩 2 □防尘口罩 3 □防毒面具 4 □医用口罩
F8	您是否希望了解作业场所存在的职业病危害因素？	1 □不希望 2 □无所谓 3 □希望
F9	您希望企业为您提供个人职业病防护用品吗？	1 □不希望 2 □无所谓 3 □希望
F10	您希望参加职业健康检查吗？	1 □不想 2 □无所谓 3 □想
F11	您接触职业病危害因素时佩戴防护用品时间：	1 □不佩戴 2 □有检查时佩戴 3 □偶尔佩戴 4 □全程佩戴

附录二 员工健康相关信息调查表（干预后）

续表

第六部分	职业相关知识（该项请存在职业病危害因素的岗位人员填写）	
F12	您参加职业卫生知识培训情况：	1 □从不参加 2 □偶尔参加 3 □偶尔缺席 4 □从不缺席

第七部分	您觉得近年来单位提供的健康服务对您的影响如何？在相应□内画"√"					
	题目	非常积极的影响	积极的影响	没有影响	消极的影响	非常消极的影响
G1	工作环境改善	□	□	□	□	□
G2	人际关系改善	□	□	□	□	□
G3	工作满意度提高	□	□	□	□	□
G4	精神面貌改善	□	□	□	□	□
G5	工作压力改善	□	□	□	□	□
G6	生活方式改善	□	□	□	□	□
G7	工作方式改善（如个体防护用品正确使用、工间休息等）	□	□	□	□	□
G8	健康知识满足情况	□	□	□	□	□
G9	健康状况改善	□	□	□	□	□

第八部分　您的健康需求

H1 您希望单位提供哪些健康相关知识？（可多选）_____

（1）缓解工作压力　　（2）控烟　　　　　（3）限酒

（4）减少工作相关疾病如腰背疼　　　　　（5）体育锻炼

（6）健康饮食　　　　（7）性健康　　　　（8）精神卫生（心理健康）

（9）肿瘤防治　　　　（10）高血压、糖尿病等慢性病防治

（11）职业病相关知识

H2 您希望单位提供哪些健康相关服务？（可多选）_____

（1）一般福利体检　　（2）职业健康检查　（3）健康知识普及

（4）心理咨询　　　　（5）提供锻炼场所　（6）开展工间操

（7）举办群体性体育活动　　　　　　　　（8）组织兴趣小组

（9）提供健康膳食　　（10）"职业健康达人"等达人评比

（11）其他（请填写）_____

感谢您的耐心配合，祝您健康！

调查员：_____　　　　审核员：_____

附录三　员工心理健康状况调查表（基线）

知 情 同 意

您好！

为提升公司员工身心健康水平，改善您的工作环境、缓解工作压力，进行本次调查。这份问卷没有标准答案，只需按照您的实际情况填写。我们已与相关软件公司签订了"保密协议"，会对您的个人信息严格保密。您的同事不会知道您的具体填表内容。

请您务必独立回答问题，提交问卷后系统自动生成关于您心理健康状况的简要报告，并告知您相关心理健康指导建议。让我们一起努力，共同维护您的身心健康。如您同意上述内容并自愿参与答题，请点击"下一页"进入答题。

填 表 说 明

1. 本调查仅限公司在职员工参与。
2. 请根据您的实际情况选择对应项目或填写相关信息。
3. 填写问卷时长约 10~15 分钟。
4. 所有题目必须全部作答完毕，方可提交问卷。
5. 答题结束后广告为平台自动生成，非本调查设定，我们不担保其真实性或有效性。

Z1 工作部门：_____（请在空格内填写以下对应序号）

（1）安全环保部　（2）办公室　（3）财务部　（4）储运部　（5）发展规划部　（6）工程部　（7）公用工程部　（8）化工一部　（9）化工二部　（10）化工一厂　（11）机动部　（12）纪委（监督部）　（13）技术质量部　（14）教育培训中心　（15）离退休管理中心　（16）炼油一部　（17）炼油二部　（18）炼油三部　（19）炼油四部　（20）企管和法律部　（21）情报档案室　（22）群众工作部　（23）热电部　（24）人力资源部　（25）审计部　（26）生产计划部　（27）烷基苯厂　（28）物资装备中心　（29）消防保卫支队　（30）销售中心　（31）信息化与计量中心　（32）行政事务中心　（33）宣传（统战）部　（34）质量检验中心

Z2 所在岗位：_____（请在空格内填写以下对应序号）

（1）外操工　（2）内操工　（3）班长　（4）基层管理人员　（5）化验分析员　（6）机关人员　（7）后勤辅助等其他人员　（8）消防人员

附录三　员工心理健康状况调查表（基线）

第一部分　基本信息		
A1	您的出生年月：	＿＿ ＿＿ ＿＿ ＿＿ 年 ＿＿ ＿＿ 月
A2	您的性别：	1 □男 2 □女
A3	您的最高学历：	1 □初中及以下 2 □高中或中专 3 □大专或高职 4 □大学本科 5 □研究生及以上
A4	您目前的婚姻状况：	1 □未婚 2 □已婚住在一起 3 □已婚分居两地 4 □离婚 5 □丧偶
A5	您的实际平均月收入：	1 □少于 3 000 元 2 □3 000~4 999 元 3 □5 000~6 999 元 4 □7 000~8 999 元 5 □9 000~10 999 元 6 □11 000 元及以上
A6	您目前工作的职务是：	1 □一般工作人员 2 □班组长 3 □中层干部 4 □公司领导层
A7	您参加工作时间为： （请填写，如 2005 年 8 月）	＿＿ ＿＿ ＿＿ ＿＿ 年 ＿＿ ＿＿ 月
A8	您在目前岗位<u>上岗</u>时间为： （请填写，如 2010 年 5 月）	＿＿ ＿＿ ＿＿ ＿＿ 年 ＿＿ ＿＿ 月

第二部分 工作时间及工时制度		
B1	近一个月以来,您平均每天工作时间约为 (包含加班或兼职等时间):	(请填写)_____小时
B2	近一个月以来,您平均每周工作天数约为:	1 □ 1天　　5 □ 5天 2 □ 2天　　6 □ 6天 3 □ 3天　　7 □ 7天 4 □ 4天
B3	近一个月以来,您平均每天加班时间约为:	(请填写)_____小时
B4	您的工作是否为轮班工作制?	1 □ 否 2 □ 是(选择该选项请回答问题 B4.1)
	B4.1 请简要描述您的轮班工作制:	1 □ 四班两倒 2 □ 五班三倒 3 □ 其他
B5	您的工作是否需要上夜班?	1 □ 否 2 □ 是

第三部分 请选择最能反映您近半年来实际情况的选项,在相应□内画"√"					
题 目	完全 不同意	不同意	基本 同意	同意	非常 同意
C1 我与领导相处融洽	□	□	□	□	□
C2 我与同事相处融洽	□	□	□	□	□
C3 所在单位或部门有凝聚力	□	□	□	□	□
C4 领导或主管能够在我工作中提供帮助	□	□	□	□	□
C5 家人支持我的工作	□	□	□	□	□
C6 与我的努力与业绩相比,工作中我没得到相应的尊敬和威望	□	□	□	□	□
C7 我当前的职位与我所受教育与培训不相称	□	□	□	□	□
C8 工作前途和我的努力与业绩不匹配	□	□	□	□	□
C9 我的工作岗位经历了(或可能有)不必要的改变	□	□	□	□	□
C10 轮班工作制让我感到难以承受 (※非轮班工作者请选择"完全不同意")	□	□	□	□	□
C11 所在部门或单位等级森严	□	□	□	□	□

附录三　员工心理健康状况调查表（基线）

续表

第三部分 请选择最能反映您近半年来实际情况的选项，在相应□内画"√"					
题目	完全不同意	不同意	基本同意	同意	非常同意
C12 由于工作任务重，我总是觉得时间不够用	□	□	□	□	□
C13 工作要求我节奏很快（紧迫）不能停歇	□	□	□	□	□
C14 我的工作要求越来越高	□	□	□	□	□
C15 我时常要加班	□	□	□	□	□
C16 工作中我有决定做什么的自由	□	□	□	□	□
C17 工作中我有决定怎么做的自由	□	□	□	□	□

第四部分 请选择最能反映您近半年来实际情况的选项，在相应□内画"√"				
题目	完全不会	偶尔	一半以上	一直如此
D1 做事时都没有兴趣或很少乐趣	□	□	□	□
D2 感觉心情不好，不开心	□	□	□	□
D3 睡不着、睡不踏实，或睡得太多	□	□	□	□
D4 感觉疲倦、没劲	□	□	□	□
D5 胃口不好或吃得过多	□	□	□	□
D6 觉得自己很失败，或是让人失望了	□	□	□	□
D7 做事注意力难以集中，如看书、读报或看电视	□	□	□	□
D8 行动或说话速度变得迟缓，以致别人可以察觉到；或者相反，坐立不安，烦躁，比平时更易到处走动	□	□	□	□
D9 有轻生的念头或伤害自己的想法	□	□	□	□
D10 上述9个小问题，给您的工作、家庭生活或他人造成多大影响？	1 □毫无影响　2 □有点影响　3 □很有影响　4 □极大影响			

第五部分 健康行为与生活方式	
E1　您是否吸烟？	1 □是的（选择该选项请回答问题 E1.1） 2 □以前吸，但现在不吸了 3 □从不吸烟
E1.1　如果吸烟，您平均每天吸烟量（支）约为多少？	1 □1～5 支 2 □6～10 支 3 □11～20 支 4 □>20 支
E2　过去一年中，您是否喝过酒或含酒精成分的饮料？（如白酒、啤酒、红酒、黄酒等）	1 □是 （选择该选项请回答问题 E2.1） 2 □否

续表

第五部分 健康行为与生活方式		
	E2.1 如果饮酒,在过去一个月里,您一次喝酒超过3两高度白酒或4两低度白酒或3瓶半啤酒或6罐易拉罐啤酒或9两黄酒/米酒或1斤红酒的次数?	1 □每天 2 □5~6次/周 3 □3~4次/周 4 □1~2次/周 5 □1~3次/月 6 □少于1次/月
E3	您在外出时,是否有步行或骑自行车持续至少30分钟的情况?	1 □无 2 □偶尔,1~3次/月 3 □有,1~3次/周 4 □经常,4~6次/周 5 □每天
E4	您是否有进行持续至少30分钟的高强度锻炼或娱乐活动(如长跑、游泳、踢足球等)?	1 □无 2 □偶尔,1~3次/月 3 □有,1~3次/周 4 □经常,4~6次/周 5 □每天
E5	您是否有进行持续至少30分钟的中等强度锻炼或娱乐活动(如快步走、跳舞、打太极拳等)?	1 □无 2 □偶尔,1~3次/月 3 □有,1~3次/周 4 □经常,4~6次/周 5 □每天
E6	过去一年中,您通常上床准备睡觉后多长时间能入睡?	1 □0~10分钟 2 □11~30分钟 3 □31~59分钟 4 □1~2小时 5 □2小时以上
E7	过去一年中,您多久会遇到"难以入睡、入睡困难"这类睡眠问题?	1 □从来没有 2 □一年数次 3 □每月1次或以上 4 □每周1次或以上 5 □几乎每天晚上
E8	过去一年中,您多久会遇到"醒来太早、难以再次入睡"这类睡眠问题?	1 □从来没有 2 □一年数次 3 □每月1次或以上 4 □每周1次或以上 5 □几乎每天晚上
E9 您是否患有下列疾病(经临床医生诊断)?(可多选)		
□高血压 □糖尿病 □血脂异常/高血脂 □冠心病 □脑卒中 □过敏性疾病 □心血管家族病史		□慢性呼吸系统疾病(如慢支、肺气肿) □颈、腰部疾病(如颈椎病、腰肌劳损、椎间盘突出等) □慢性消化系统疾病(如胃炎、胃溃疡、肝硬化等) □慢性泌尿系统疾病(如结石、前列腺炎,慢性肾炎等) □肿瘤 □以上均无

附录三 员工心理健康状况调查表（基线）

第六部分 请根据下列表述，选择最能反映您近两周实际情况的选项，在相应□内画"√"						
题 目	从未有过	有时候	少于一半的时间	超过一半的时间	大部分时间	所有时间
F1 我感觉快乐、心情舒畅	□	□	□	□	□	□
F2 我感觉宁静和放松	□	□	□	□	□	□
F3 我感觉充满活力、精力充沛	□	□	□	□	□	□
F4 我睡醒时感到神清气爽、得到了足够的休息	□	□	□	□	□	□
F5 我每天生活充满了有趣的事情	□	□	□	□	□	□

第七部分 请选择最能反映您近一个月实际情况的选项，在相应□内画"√"			
最近一个月的自我感觉症状评价	几乎没有	有时有	经常有
G1 急躁、烦躁	□	□	□
G2 不安	□	□	□
G3 心神不宁	□	□	□
G4 感到抑郁	□	□	□
G5 失眠、睡不好	□	□	□
G6 身体状况不好	□	□	□
G7 注意力不集中	□	□	□
G8 做事容易出差错	□	□	□
G9 上班时犯困	□	□	□
G10 没有干劲	□	□	□
G11 精疲力尽（运动后除外）	□	□	□
G12 早上起床感到浑身乏力、疲惫	□	□	□
G13 和以前比，更容易疲劳	□	□	□
最近一个月的工作状况评价			
G14 近一个月的加班情况	□无或适量	□多	□非常多
G15 不规则的工作时间（如突然需要加班等）	□少	□多	
G16 出差导致的负担（如频率、时差等）	□没有或小	□大	
G17 夜班导致的负担	□没有或小	□大	□非常多
G18 休息或小睡的时间与设施	□满意	□不满意	
G19 工作带来的精神负担	□小	□大	□非常大
G20 工作带来的体力负担	□小	□大	□非常大

第七部分 请选择最能反映您近一个月实际情况的选项,在相应□内画"√"	
G21 近一个月以来,您平均每周工作时间约为(包含加班或兼职等时间)	1 □ <35 小时 2 □ 35~40 小时 3 □ 41~44 小时 4 □ 45~48 小时 5 □ 49~52 小时 6 □ 52~55 小时 7 □ 56~59 小时 8 □ ≥60 小时

第八部分 过去一年内,您是否曾经在下列身体部位感到过疼痛或不适,并因而请假?

	部位	是否疼痛或不适		是否因此请假	
H1	颈	是 □	否 □	是 □	否 □
H2	肩	是 □	否 □	是 □	否 □
H3	背	是 □	否 □	是 □	否 □
H4	肘	是 □	否 □	是 □	否 □
H5	腰	是 □	否 □	是 □	否 □
H6	手腕	是 □	否 □	是 □	否 □
H7	髋/臀	是 □	否 □	是 □	否 □
H8	膝	是 □	否 □	是 □	否 □
H9	踝/足	是 □	否 □	是 □	否 □

第九部分 I1. 总体而言,您感觉您的工作压力如何?(在下图 0~10 间选出最适合的数字画"□")选"0"直接跳转到"第十部分"

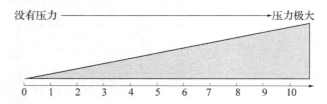

I2. 您的工作压力来源主要有哪些？（可多选）_____
   （1）各种考核或检查较多　　（2）工作场所摄像头较多
   （3）单位偏远　　　　　　　（4）我的岗位存在职业危害因素
   （5）工作环境不理想　　　　（6）生活压力
   （7）其他（请简单描述：_____）

第十部分 请选择最能反映您过去一周内实际情况的选项，在相应□内画"√"					
	题 目	没有或很少时间有	有时有	大部分时间有	绝大部分或全部时间都有
J1	我觉得比平时容易紧张和着急	□	□	□	□
J2	我无缘无故地感到害怕	□	□	□	□
J3	我容易心里烦乱或觉得惊恐	□	□	□	□
J4	我觉得我可能将要发疯	□	□	□	□
J5	我觉得一切都很好，也不会发生什么不幸	□	□	□	□
J6	我手脚发抖打战	□	□	□	□
J7	我因为头痛、颈痛和背痛而苦恼	□	□	□	□
J8	我感觉容易衰弱和疲乏	□	□	□	□
J9	我觉得心平气和，并且容易安静坐着	□	□	□	□
J10	我觉得心跳得很快	□	□	□	□
J11	我因为一阵阵头晕而苦恼	□	□	□	□
J12	我有晕倒发作，或觉得要晕倒似的	□	□	□	□
J13	我呼气吸气都感到很容易	□	□	□	□
J14	我的手脚麻木和刺痛	□	□	□	□
J15	我因为胃痛和消化不良而苦恼	□	□	□	□
J16	我常常要小便	□	□	□	□
J17	我的手常常是干燥温暖的	□	□	□	□
J18	我脸红发热	□	□	□	□
J19	我容易入睡并且一夜睡得很好	□	□	□	□
J20	我做噩梦	□	□	□	□

您已完成本次调查，衷心感谢您的配合，祝您工作顺利，生活幸福！

调查员：_____　　审核员：_____

附录四 员工心理健康状况调查表（干预中、后期）

知 情 同 意

您好！

本调查收集您的心理健康相关信息，了解近年来开展的心理健康服务对您的的影响，为提升工作场所健康促进提供科学依据，因此，我们需要您的配合！

这份问卷没有标准答案，只需按照您的实际情况填写。我们已与相关软件公司签订了"保密协议"，会对您的个人信息严格保密。您的同事不会知道您的具体填表内容。

请您务必独立回答问题，提交问卷后系统自动生成关于您心理健康状况的简要报告，并告知您相关心理健康指导建议。让我们一起努力，共同维护您的身心健康。如您同意上述内容并自愿参与答题，请点击"下一页"进入答题。

填 表 说 明

1. 本调查仅限公司在职员工参与。
2. 请根据您的实际情况选择对应项目或填写相关信息。
3. 填写问卷时长约 10~15 分钟。
4. 所有题目必须全部作答完毕，方可提交问卷。
5. 答题结束后广告为平台自动生成，非本调查设定，我们不担保其真实性或有效性。

Z1 工作部门：_____（请在空格内填写以下对应序号）

（1）安全环保部　（2）办公室　（3）财务部　（4）储运部　（5）发展规划部　（6）工程部　（7）公用工程部　（8）化工一部　（9）化工二部　（10）化工一厂　（11）机动部　（12）纪委（监督部）　（13）技术质量部　（14）教育培训中心　（15）离退休管理中心　（16）炼油一部　（17）炼油二部　（18）炼油三部　（19）炼油四部　（20）企管和法律部　（21）情报档案室　（22）群众工作部　（23）热电部　（24）人力资源部　（25）审计部　（26）生产计划部　（27）烷基苯厂　（28）物资装备中心　（29）消防保卫支队　（30）销售中心　（31）信息化与计量中心　（32）行政事务中心　（33）宣传（统战）部　（34）质量检验中心

Z2 所在岗位：_____（请在空格内填写以下对应序号）

（1）外操工　（2）内操工　（3）班长　（4）基层管理人员　（5）化验分析员　（6）机关人员　（7）后勤辅助等其他人员　（8）消防人员

附录四 员工心理健康状况调查表(干预中、后期)

第一部分 基本信息		
A1	您的出生年月:	＿＿ ＿＿ ＿＿ ＿＿年 ＿＿ ＿＿月
A2	您的性别:	1 □男 2 □女
A3	您的最高学历:	1 □初中及以下 2 □高中或中专 3 □大专或高职 4 □大学本科 5 □研究生及以上
A4	您目前的婚姻状况:	1 □未婚 2 □已婚住在一起 3 □已婚分居两地 4 □离婚 5 □丧偶
A5	您的实际平均月收入:	1 □少于3 000元 2 □3 000~4 999元 3 □5 000~6 999元 4 □7 000~8 999元 5 □9 000~10 999元 6 □11 000元及以上
A6	您目前工作的职务是:	1 □一般工作人员 2 □班组长 3 □中层干部 4 □公司领导层
A7	您参加工作时间为: (请填写,如2005年8月)	＿＿ ＿＿ ＿＿ ＿＿年 ＿＿ ＿＿月
A8	您在目前岗位上岗时间为: (请填写,如2010年5月)	＿＿ ＿＿ ＿＿ ＿＿年 ＿＿ ＿＿月

第二部分 工作时间及工时制度		
B1	近一个月以来,您平均每天工作时间约为(包含加班或兼职等时间):	(请填写)_____小时
B2	近一个月以来,您平均每周工作天数约为:	1 □ 1 天 2 □ 2 天 3 □ 3 天 4 □ 4 天 5 □ 5 天 6 □ 6 天 7 □ 7 天
B3	近一个月以来,您平均每天加班时间约为:	(请填写)_____小时
B4	您的工作是否为轮班工作制?	1 □ 否 2 □ 是(选择该选项请回答问题 B4.1)
B4.1	请简要描述您的轮班工作制:	1 □ 四班两倒 2 □ 五班三倒 3 □ 其他
B5	您的工作是否需要上夜班?	1 □ 否 2 □ 是

第三部分 请选择最能反映您近半年来实际情况的选项,在相应□内画"√"					
题目	完全不同意	不同意	基本同意	同意	非常同意
C1 我与领导相处融洽	□	□	□	□	□
C2 我与同事相处融洽	□	□	□	□	□
C3 所在单位或部门有凝聚力	□	□	□	□	□
C4 领导或主管能够在我工作中提供帮助	□	□	□	□	□
C5 家人支持我的工作	□	□	□	□	□
C6 与我的努力与业绩相比,工作中我没得到相应的尊敬和威望	□	□	□	□	□
C7 我当前的职位与我所受教育与培训不相称	□	□	□	□	□
C8 工作前途和我的努力与业绩不匹配	□	□	□	□	□

附录四　员工心理健康状况调查表（干预中、后期）

续表

第三部分 请选择最能反映您近半年来实际情况的选项，在相应□内画"√"						
	题 目	完全不同意	不同意	基本同意	同意	非常同意
C9	我的工作岗位经历了（或可能有）不必要的改变	□	□	□	□	□
C10	轮班工作制让我感到难以承受 （※非轮班工作者请选择"完全不同意"）	□	□	□	□	□
C11	所在部门或单位等级森严	□	□	□	□	□
C12	由于工作任务重，我总是觉得时间不够用	□	□	□	□	□
C13	工作要求我节奏很快（紧迫）不能停歇	□	□	□	□	□
C14	我的工作要求越来越高	□	□	□	□	□
C15	我时常要加班	□	□	□	□	□
C16	工作中我有决定做什么的自由	□	□	□	□	□
C17	工作中我有决定怎么做的自由	□	□	□	□	□

第四部分 请选择最能反映您近半年来实际情况的选项，在相应□内画"√"					
	题 目	完全不会	偶尔	一半以上	一直如此
D1	做事时都没有兴趣或很少乐趣	□	□	□	□
D2	感觉心情不好，不开心	□	□	□	□
D3	睡不着、睡不踏实，或睡得太多	□	□	□	□
D4	感觉疲倦、没劲	□	□	□	□
D5	胃口不好或吃得过多	□	□	□	□
D6	觉得自己很失败，或是让人失望了	□	□	□	□
D7	做事注意力难以集中，如看书、读报或看电视	□	□	□	□
D8	行动或说话速度变得迟缓，以致别人可以察觉到；或者相反，坐立不安，烦躁，比平时更易到处走动	□	□	□	□
D9	有轻生的念头或伤害自己的想法	□	□	□	□
D10	上述9个小问题，给您的工作、家庭生活或他人造成多大影响？	1 □毫无影响 2 □有点影响 3 □很有影响 4 □极大影响			

第五部分 健康行为与生活方式		
E1	您是否吸烟?	1 □是的（选择该选项请回答问题 E1.1） 2 □以前吸，但现在不吸了 3 □从不吸烟
	E1.1 如果吸烟,您平均每天吸烟量（支）约为多少?	1 □1～5 支 2 □6～10 支 3 □11～20 支 4 □>20 支
E2	过去一年中,您是否喝过酒或含酒精成分的饮料?（如白酒、啤酒、红酒、黄酒等）	1 □是 （选择该选项请回答问题 E2.1） 2 □否
	E2.1 如果饮酒,在过去一个月里,您一次喝酒超过 3 两高度白酒或 4 两低度白酒或 3 瓶半啤酒或 6 罐易拉罐啤酒或 9 两黄酒/米酒或 1 斤红酒的次数?	1 □每天 2 □5～6 次/周 3 □3～4 次/周 4 □1～2 次/周 5 □1～3 次/月 6 □少于 1 次/月
E3	您在外出时,是否有步行或骑自行车持续至少 30 分钟的情况?	1 □无 2 □偶尔,1～3 次/月 3 □有,1～3 次/周 4 □经常,4～6 次/周 5 □每天
E4	您是否有进行持续至少 30 分钟的高强度锻炼或娱乐活动（如长跑、游泳、踢足球等）?	1 □无 2 □偶尔,1～3 次/月 3 □有,1～3 次/周 4 □经常,4～6 次/周 5 □每天
E5	您是否有进行持续至少 30 分钟的中等强度锻炼或娱乐活动（如快步走、跳舞、打太极拳等）?	1 □无 2 □偶尔,1～3 次/月 3 □有,1～3 次/周 4 □经常,4～6 次/周 5 □每天

附录四 员工心理健康状况调查表（干预中、后期）

第六部分 请选择最能反映您近一年来实际情况的选项,在相应□内画"√"		
F1	您通常上床准备睡觉后多长时间能入睡?	1 □ 0～10 分钟 2 □ 11～30 分钟 3 □ 31～59 分钟 4 □ 1～2 小时 5 □ 2 小时以上
F2	您多久会遇到"难以入睡、入睡困难"这类睡眠问题?	1 □ 从来没有 2 □ 一年数次 3 □ 每月 1 次或以上 4 □ 每周 1 次或以上 5 □ 几乎每天晚上
F3	您多久会遇到"醒来太早、难以再次入睡"这类睡眠问题?	1 □ 从来没有 2 □ 一年数次 3 □ 每月 1 次或以上 4 □ 每周 1 次或以上 5 □ 几乎每天晚上

第七部分 请选择最能反映您近一个月实际情况的选项,在相应□内画"√"				
	最近一个月的自我感觉症状评价	几乎没有	有时有	经常有
G1	急躁、烦躁	□	□	□
G2	不安	□	□	□
G3	心神不宁	□	□	□
G4	感到抑郁	□	□	□
G5	失眠、睡不好	□	□	□
G6	身体状况不好	□	□	□
G7	注意力不集中	□	□	□
G8	做事容易出差错	□	□	□
G9	上班时犯困	□	□	□
G10	没有干劲	□	□	□
G11	精疲力尽(运动后除外)	□	□	□
G12	早上起床感到浑身乏力、疲惫	□	□	□
G13	和以前比,更容易疲劳	□	□	□
	最近一个月的工作状况评价			
G14	近一个月的加班情况	□无或适量	□多	□非常多
G15	不规则的工作时间(如突然需要加班等)	□少	□多	
G16	出差导致的负担(如频率、时差等)	□没有或小	□大	

续表

第七部分 请选择最能反映您近一个月实际情况的选项,在相应□内画"√"			
G17 夜班导致的负担	□没有或小	□大	□非常大
G18 休息或小睡的时间与设施	□满意	□不满意	
G19 工作带来的精神负担	□小	□大	□非常大
G20 工作带来的体力负担	□小	□大	□非常大
G21 近一个月以来,您平均每周工作时间约为(包含加班或兼职等时间)	1 □＜35 小时 2 □35～40 小时 3 □41～44 小时 4 □45～48 小时 5 □49～52 小时 6 □53～55 小时 7 □56～59 小时 8 □≥60 小时		

第八部分 自感工作压力及压力源

H1 总体而言,你感觉你的工作压力如何?(在下图 0～10 间选出最适合的数字画"○")选"0"直接跳转到"第九部分"

没有压力 ——————————————————— 压力极大
0　1　2　3　4　5　6　7　8　9　10

H2 您的工作压力来源主要有哪些?(可多选)＿＿＿＿＿＿
（1）各种考核或检查较多　　　（2）工作场所摄像头较多
（3）单位偏远　　　　　　　　（4）我的岗位存在职业危害因素
（5）工作环境不理想　　　　　（6）生活压力
（7）其他（请简单描述：＿＿＿＿＿＿＿＿）

第九部分　Ⅰ 当您感到工作压力时一般如何舒缓?（可多选）

（1）业余时运动看书听音乐等　　（2）找领导同事聊聊
（3）找亲朋好友聊聊　　　　　　（4）找单位提供的线下心理援助
（5）找智能机器人"化化"　　　　（6）找社会上的心理咨询师等
（7）谁也不找,自己熬着　　　　（8）其他（请简单阐述：＿＿＿＿＿＿）

您已完成本次调查,衷心感谢您的配合,祝您工作顺利,生活幸福!
　　　调查员:＿＿＿＿＿＿＿＿＿＿　　审核员:＿＿＿＿＿＿＿＿＿＿

参考文献

[1] 李霜,张巧耘.工作场所健康促进理论与实践[M].南京:东南大学出版社,2016.

[2] 中华人民共和国国家卫生和计划生育委员会.职业健康促进名词术语:GBZ/T296—2017[S].北京:人民卫生出版社,2018.

[3] 世界卫生组织.健康工作场所行动模式[M].李霜,译.北京:人民卫生出版社,2013.

[4] 苏禹,高茜茜,刘晓曼,等.南京市某石化企业员工职业紧张状况及其对早期健康效应影响[J].中国公共卫生,2023,39(7):870-876.

[5] 万保玉,高茜茜,王瑾,等.抑郁症状在石化企业员工职业紧张与工作相关肌肉骨骼疾患间中介效应[J].中国公共卫生,2023,39(10):1243-1249.

[6] 万保玉,苏禹,高茜茜,等.生活满意度和轮班及其交互作用对石化企业员工蓄积性疲劳的影响[J].环境与职业医学,2023,40(9):1039-1045.

[7] 杜鑫,高茜茜,李胜男,等.某石化企业员工职业紧张状况及影响因素分析[J].中国工业医学杂志,2022,35(4):349-353.

[8] 张巧耘.整合力量建设健康企业共同促进职业人群健康[J].健康中国观察,2023(6):69-71.

[9] 张巧耘,王雨潇,姜方平.新冠肺炎疫情下健康企业建设意义与成效探讨[J].中国职业医学,2020,47(6):628-632.

[10] 全国爱国卫生运动委员会办公室,中华人民共和国国家卫生健康委员会,中华人民共和国工业和信息化部,等.关于推进健康企业建设的通知[EB/OL].(2019-11-06)[2023-12-01].https://www.gov.cn/xinwen/2019-11/06/content_5449215.htm.

[11] 张巧耘,朱宝立,张恒东,等.指导企业开展工作场所健康促进的路径探讨[J].中国工业医学杂志,2010,23(5):388-390.

[12] 李霜,李涛,任军,等.我国健康企业建设思路与内容框架[J].中国职业医学,2018,45(6):665-668.

[13] 李涛,李霜.积极推进职业健康促进开创职业卫生工作新局面[J].中华劳动卫生职业病杂志,2015,33(2):81-83.

[14] 张巧耘,高茜茜,徐酩,等.江苏省健康企业创建成效分析及问题对策探讨[J].中华劳动卫生职业病杂志,2018,36(3):230-231.

[15] 李霜,余善法.工作场所心理健康促进实施指南[M].北京:人民卫生出版社,2020.

[16] 董永昭.石油石化企业推进健康企业建设的实践与思考[J].职业卫生与应急救援,2023,41(2):228-232.

[17] 中华医学会心血管病学分会,中国康复医学会心脏预防与康复专业委员会,中国老年学和老年医学会心脏专业委员会,等.中国心血管病一级预防指南[J].中华心血管病杂志,2020,48(12):1000-1038.

[18] 中国高血压防治指南修订委员会.中国高血压防治指南(2018年修订版)[J].中国心血管杂志,

2019, 24 (1): 24-56.

[19] 唐红艳, 朱建全, 吕晓霞, 等. 常州市 8 家中小型企业职业人群健康促进需求分析 [J]. 中国工业医学杂志, 2019, 32 (3): 217-220.

[20] Costantini L, Pasquarella C, Odone A, et al. Screening for depression in primary care with Patient Health Questionnaire-9 (PHQ-9): A systematic review [J]. J Affect Disord, 2021, 279: 473-483.

[21] 任广超, 杜金, 张晓璇, 等. 辽宁省某石化企业职工抑郁现状及其影响因素的研究 [J]. 中华劳动卫生职业病杂志, 2020, 38 (10): 726-730.

[22] 王瑾, 张巧耘, 陈惠清, 等. 中国职业人群职业紧张测量核心量表编制 [J]. 中华预防医学杂志, 2020, 54 (11): 1184-1189.

[23] 任孟新, 田宏迩, 马蕾, 等. 某石油化工企业工人职业应激现状调查研究 [J]. 中华劳动卫生职业病杂志, 2018, 36 (6): 422-425.

[24] 薛栋博. 石化行业职业健康危害因素影响与控制措施分析 [J]. 化工管理, 2020, 556 (13): 126-127.

[25] Proper K I, Van Oostrom S H. The effectiveness of workplace health promotion interventions on physical and mental health outcomes: A systematic review of reviews [J]. Scand J Work Environ Health, 2019, 45 (6): 546-559.

[26] 余乐成, 李朝霞. 石油石化行业职业心理健康管理策略探讨 [J]. 安全、健康和环境, 2017, 17 (6): 25-28.

[27] 肖群雄. 石化企业员工心理健康管理与风险预控 [J]. 河北企业, 2021 (5): 120-121.

[28] Descatha A, Sembajwe G, Pega F, et al. The effect of exposure to long working hours on stroke: A systematic review and meta-analysis from the WHO/ILO Joint Estimates of the Work-related Burden of Disease and Injury [J]. Environ Int, 2020, 142: 105746.

[29] 付莹, 袁倩, 王箭, 等. 深圳市自然人群超重和肥胖现状及影响因素分析 [J]. 现代预防医学, 2021, 48 (16): 2978-2982.

[30] Nair N, Ng C G, Sulaiman A H. Depressive symptoms in residents of a tertiary training hospital in Malaysia: The prevalence and associated factors [J]. Asian J Psychiatr, 2021, 56: 102548.

[31] Chu L. Impact of long working hours on health based on observations in China [J]. BMC Public Health, 2021, 21 (1): 1347.

[32] Kang E. Differences in clinical indicators of diabetes, hypertension, and dyslipidemia among workers who worked long hours and shift work [J]. Workplace Health Safety, 2021, 69 (6): 268-276.

[33] 柴玲, 童莺歌, 陈佳佳, 等. 慢性病员工工作场所健康促进和锻炼行为的研究进展 [J]. 护理学杂志, 2018, 33 (1): 107-109.

[34] 胡冕珍, 杜金釜. 浅析新形势下国有企业职工心理疏导方式 [J]. 中外交流, 2020, 27 (14): 136.

[35] 赵秋雯, 戴俊明. 工作场所健康促进研究进展 [J]. 中华劳动卫生职业病杂志, 2022, 40 (9): 715-720.

[36] 顾桂珍. 石化企业职工压力源分析及对策 [J]. 现代国企研究, 2018 (8): 112+114.

[37] WHO. WHO guidelines on physical activity and sedentary behaviour [R]. Geneva: World Health Organization, 2020.

[38] 杜敏. 早期健康教育对高血压预防效果的作用分析 [J]. 中国医药指南, 2019, 17 (18): 157-158.

[39] 张霞, 张金, 吴瑞. 健走对职业人群基础慢性病指标干预效果评估 [J]. 中国公共卫生管理, 2019, 35 (6): 806-810.

[40] 陈美玲, 马潇. 医务人员生活方式行为与健康状况的相关因素分析 [J]. 健康必读, 2021 (16): 9-10.

[41] 郭志强, 李志. 量化行为干预对石化企业亚健康员工血脂的影响 [J]. 医药前沿, 2014 (2): 83-84.

[42] 封海浩, 王小花, 许云峰. 健康自我管理模式对慢性病患者干预效果评价 [J]. 中国农村卫生事业管理, 2019, 39 (12): 909-912.

[43] 许培培, 张琳, 杨帆, 等. 某职业噪声暴露人群高血压一级预防效果评价 [J]. 中国慢性病预防与控制, 2019, 27 (4): 292-296.

[44] 张勤. 慢性病自我管理干预的研究进展 [J]. 医药前沿, 2019, 9 (25): 5-6.

[45] Wang Z W, Wang X, Shen Y, et al. Effect of a workplace-based multicomponent intervention on hypertension control: A randomized clinical trial [J]. JAMA Cardiol, 2020, 5 (5): 567-575.

[46] 金宣好, 倪文庆, 徐健, 等. 深圳市单纯血脂异常及合并高血压或糖尿病患者社区健康管理成本效果评价 [J]. 江苏预防医学, 2022, 33 (3): 255-259.

[47] 沈玉梅, 朱桂丽, 刘佳莉, 等. 综合健康管理对职业场所非高血压病人的干预效果 [J]. 江苏预防医学, 2023, 34 (3): 324-327.

[48] Street T D, Lacey S J. Employee perceptions of workplace health promotion programs: Comparison of a tailored, semi-tailored, and standardized approach [J]. Int J Environ Res Public Health, 2018, 15 (5): 881.

[49] Park H S, Kim K I, Soh J Y, et al. Factors influencing acceptance of personal health record apps for workplace health promotion: Cross-sectional questionnaire study [J]. JMIR Mhealth and Uhealth, 2020, 8 (6): e16723.

[50] Sargent G M, Banwell C, Strazdins L, et al. Time and participation in workplace health promotion: Australian qualitative study [J]. Health Promot Int, 2018, 33 (3): 436-447.